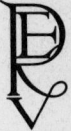

rororo sport
Herausgegeben von Bernd Gottwald

Bruce Kumar Frantzis

Qi-Gong

Wege zu den Energiequellen des Körpers

Deutsch von Leo Wagner

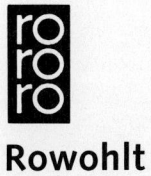

Rowohlt

Redaktion Katrin Helmstedt

Deutsche Erstausgabe
Veröffentlicht im Rowohlt Taschenbuch Verlag GmbH,
Reinbek bei Hamburg, Juli 1995
Copyright © 1995 by Rowohlt Taschenbuch Verlag GmbH,
Reinbek bei Hamburg
Die amerikanische Originalausgabe erschien unter dem Titel
«Opening the Energy Gates of Your Body» bei
North Atlantic Books, Berkeley, California
Copyright © 1993 by Bruce Kumar Frantzis
Umschlaggestaltung Peter Wippermann/Jürgen Kaffer
(Foto: Stock Image/Bavaria)
Satz Aldus PostScript, PM 5.0
und Belichtung FabriKate, Hamburg
Druck und Bindung Clausen & Bosse, Leck
Printed in Germany
2490-ISBN 3 499 19442 2

«Dieses Buch ist dem Wunder des Dao
gewidmet, das alles entstehen läßt.
Mein tiefer Dank gilt all meinen Lehrern
in Asien, ohne die ich Qi-Gong nicht hätte
lernen und mit Ihnen teilen können.»

Inhalt

Danksagung 11
Ein Wort an die Leser 13
Vorwort: Wer ist Bruce Kumar Frantzis? 15

Einleitung 35
Das Qi und Qi-Gong 35
Chinas 3000 Jahre altes System der Selbstheilung 36
Qi-Gong und die westlichen Übungsprogramme 43
Machen Sie Ihre Freunde mit Qi-Gong bekannt 47

Kapitel 1 Wie funktioniert Qi-Gong? 49
Die inneren Prinzipien:
Qi-Gong und körperliche Gesundheit 49
Das Wecken des Qi 52
Die daoistische und die westliche Psychohygiene 55
Die Qi-Kultivierung 59

Kapitel 2 Die Qi-Gong-Theorie 61
Die unterschiedliche Wissensvermittlung
in China und im Westen 61
Die Sprachbarriere 62
Die Übertragung kulturgeprägter Konzepte 63
Die Unterschiede zwischen Qi-Gong und Nei-Gong 63
Die inneren Kampfkünste 69
Die drei Ebenen des Qi-Gong:
Körper, Qi und Geist 72
Die Vergrößerung der Qi-Reserven durch Synergie 74

Das Bewahren des Energiekapitals 75
Die zentralen Reserven 76
Der korrekte Stand in den inneren Künsten 77
Regeln für das Qi-Gong-Training 81
Die Qi-Gong-Elementarübungen 83

Kapitel 3 Die Qi-Gong-Standmeditation 85
Das Auflösen von Energieblockaden und Freihalten der Energiebahnen

Die Haltung 86
Die Überwachung des Energiekörpers 95
Das Auflösen des Qi 98

Kapitel 4 Das Öffnen der Energietore 103
Was sind Energietore? 103
Die Haupt- und Nebentore 105
Ein Übungsplan für das Öffnen der Energietore 120
Leitlinien für die Qi-Gong-Standmeditation 122

Kapitel 5 Die Wolkenhände 127
Erster Teil: Die Verwurzelung des Unterkörpers

Die umfassendste und
vollständigste Qi-Gong-Bewegung 127
Eine Übungsanleitung für die Wolkenhände 128
Zur Anatomie und Funktion der Gelenke 133

Kapitel 6 Die Wolkenhände 143
Zweiter Teil: Die Spiralbewegungen im Oberkörper

Die Verbindung der Arme
und Beine durch die Wirbelsäule 143
Erste Übung:
Die Verbindung der Arme mit der Wirbelsäule 144
Zweite Übung:
Die Aktivierung der Gehirn-Rückenmarks-Pumpe
durch die Bewegung der Ellbogengelenke 147

Dritte Übung:
Das Drehen der Wirbelsäule durch die Öffnung
der Hüftgelenke   149
Vierte Übung:
Die seitliche Senk- und Hebebewegung   152
Fünfte Übung:
Das «Spinnen des Seidenfadens»   153

Kapitel 7   Die erste Schwungübung   159
Die Energiesteigerung in den inneren Organen
und den Gelenken   159
Eine Anleitung für die erste Schwungübung   161
Der zentrale Energiekanal   165

Kapitel 8   Die zweite Schwungübung   169
Die Stärkung von Leber und Milz
und der Abbau von Streß   169
Die Herausforderung: Gewichtsverlagerung
und Drehung aus dem «kua»   169
Eine Übungsanleitung für die zweite Schwungübung   170

Kapitel 9   Die dritte Schwungübung   175
Die Energie für den oberen Rumpf   175
Die Verstärkung der Pumpbewegungen im «kua»   175
Eine Anleitung für die dritte Schwungübung   176
Die Beinarbeit der dritten Schwungübung
in fünf Schritten   177
Vorbereitende Armübungen für die
dritte Schwungübung   180
Übung 1: Das Arm- und Schulterkreisen   180
Übung 2: Die vertikale Beweglichkeit der Arme   181
Übung 3: Der Entspannungstest   181
Die gesamte dritte Schwungübung in fünf Schritten   182
Leitlinien für die dritte Schwungübung   186

Kapitel 10   Die Taiji-Wirbelsäulendehnung   187
Die Wirbelsäule als Gesundheitsgarant   187
Vorübungen für die Wirbelsäule   188
Die Wirbelsäulendehnung: Erste Hälfte   190
Die Stärkung der Wirbelsäule durch Dehnen   194
Die Wirbelsäulendehnung: Zweite Hälfte   194
Übungshinweise für die Taiji-Wirbelsäulendehnung   197

Kapitel 11   Tips für die Praxis   199
Hinweise, die Sie beachten sollten   199

Kapitel 12   Die Suche nach einem qualifizierten Lehrer   207
Der ideale Qi-Gong-Lehrer   208

Kapitel 13   Das korrekte Üben   211
Körperliche Unterschiede   211
Die Energiebahnen des Körpers   212
Ein Sicherheitsvergleich von Pranayama und Qi-Gong   213
Ein Vergleich der Qi-Gong-Systeme   215
Das Ausstoßen von Energie   221
Die Gefahren übereilten und erzwungenen Übens   221
Sichere Qi-Gong-Übungen   222

Ein Nachwort   223

Anhang   225
Die daoistische Energie-Lehre
in der Übermittlung von Bruce Kumar Frantzis   225
Ausbildung und Weiterbildung   233
Kontaktadressen   235

Danksagung

Meine Dankbarkeit gilt vielen. Zuallererst Liu Hung Chieh, dessen persönlicher Einfluß auf mich in Worten kaum zu beschreiben ist. Ohne ihn hätte ich nie so umfassend Qi-Gong erlernt oder verstanden. Dann danke ich all meinen Schülern, deren aufrichtiges Interesse mich motivierte, dieses Buch zu schreiben; außerdem Natalie Albert und Jan Lang, die mich überredeten, Qi-Gong im Westen (1972 in New York) zu unterrichten.

Mehrere haben bei der Entstehung dieses Buches mitgeholfen. Wenn jemand nicht genannt worden ist, dann bitte ich inständig um Vergebung. In Santa Fe, Neu-Mexiko: David Barbero, Bernie Langan, Beverly Kune, Craig Barnes, Larry Horton, Helena Kierulf, Michael Vasquez, Donna Lubell und Christine Richardson; in New York City: Ken Van Sickle, Susan Rabinowitz; in Boston: Bill Ryan, Eric Hoffman und Alan Dougall; in Kalifornien: Mary Christianson, Jonathan Finegold, Don Rubbo und Jim Stegenga; in Oregon: Kurt Schulten.

Mein besonderer Dank geht an drei Personen: Brian Lee aus Santa Fe, ohne dessen aufrichtiges Interesse und Drängen dieser Band nie begonnen worden wäre; Michael Winn aus New York City für seine Unterstützung und Ermutigung, als ich ernsthaft erwog, bei der Hälfte des Manuskripts aufzugeben; und Stuart Kentner aus San Francisco, ohne den ich dieses Buch nicht abgeschlossen hätte.

Und für die nie endende Anregung und Unterstützung danke ich meiner Frau Caroline und unseren beiden wundervollen Söhnen, Alex und Dominic.

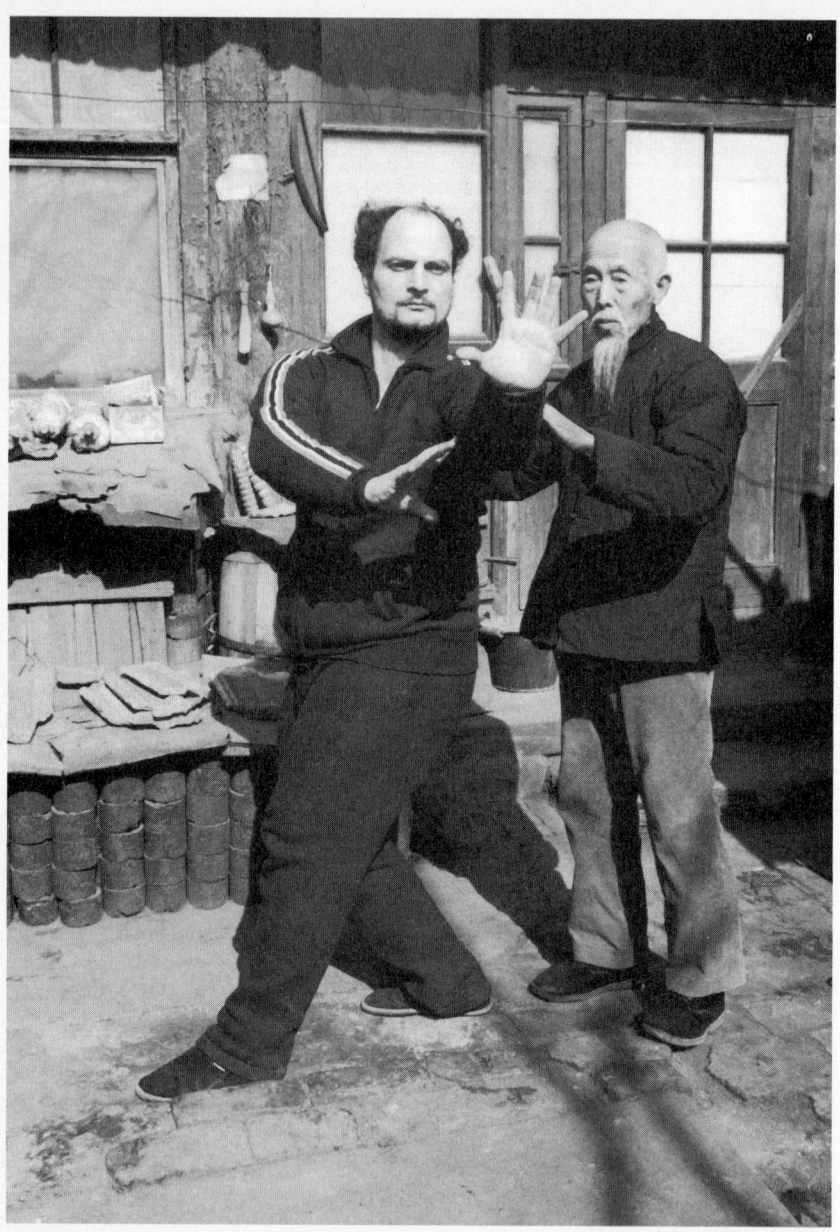

Großmeister Liu Hung Chieh beim Baguazhang-Training mit B. K. Frantzis

Ein Wort an die Leser

Die praktische Seite des Daoismus ist im Westen nur wenig bekannt. Die meisten Bücher über den Daoismus behandeln eher philosophische und poetische Fragen, die Werke der daoistischen Urväter Laozi und Zhuangzi sind ein gutes Beispiel dafür. Die wahren, konkreten Methoden, mit denen sich die Ideale des Daoismus im Alltag verwirklichen lassen, offenbaren sie nicht.

Ziel und Zweck aller daoistischen Techniken spiegeln sich in der daoistischen Meditation und Alchimie wider, in denen der einzelne zum Mysterium des Universums vordringt und sich schließlich mit ihm vereinigt. Auf diesem Wege pflegen die daoistischen Adepten hingebungsvoll Praktiken, die den Menschen aus dem Zustand der Unreinheit auf die Stufen des Edlen erheben. Dieser ist, wie es das «yijing» (Buch der Wandlungen) ausdrückt, als einziger befähigt, die Dimensionen des Dao zu begreifen.

Auf dem Wege zur reifen, in sich ruhenden Persönlichkeit gibt es – aus daoistischer Sicht – vielerlei Arten, Körper, Geist und Seele zu kultivieren. Ich habe den Weg des Kriegers, Heilers und Meditierenden eingeschlagen und dazu die Kampfkünste, Qi-Gong, traditionelle chinesische Medizin, daoistische Sexualpraktiken und daoistische Philosophie studiert. Freunde aus daoistischen Kreisen haben sich ihrerseits Qi-Gong, der Malerei, Kalligraphie, Geomantie und weiteren geistigen Disziplinen zugewandt, die ebenfalls die wesentlichen Meditationsmethoden einschließen. Was jedoch alle daoistischen Adepten der unterschiedlichen Richtungen gemein haben, das ist Qi-Gong.

Um auf daoistische Weise vom «geringerwertigen» zum «höherwertigen» Menschen aufzusteigen, muß der Adept seine körperlichen und emotionalen Energien stärken und aufeinander abstimmen.

Dem Kranken hilft Qi-Gong, wieder gesund zu werden, dem geistig Verwirrten zeigt Qi-Gong die Richtung zu stärkender Disziplin und Ausdauer. Den Gesunden unterstützt Qi-Gong, seinen Energiespiegel auf schonende Weise anzuheben, vernachlässigte Talente freizusetzen und Körper, Geist und Seele auf die daoistische Meditation vorzubereiten. Alle Menschen werden im Zustand der «Geringerwertigkeit» geboren – allein durch große Anstrengung und tiefe Bescheidenheit kann der einzelne auf ein höheres Niveau gelangen. Alle vernünftigen Menschen wünschen sich Gesundheit und Vitalität. Und alle, die nach Spiritualität streben, möchten ihre wahre Natur erkennen. Im Daoismus ist Qi-Gong die wichtigste Methode, diese zutiefst menschlichen Ziele zu erreichen.

Der vorliegende Band stellt ein vollständiges daoistisches Übungs-System vor, das sich schon seit Jahrtausenden bewährt.

Dieses System legt den Grund für die Gesundheit und Stärke des daoistischen Kriegers und des Qi-Gong-Therapeuten. Lernen Sie die Übungen in diesem Buch, und machen Sie damit den entscheidenden ersten Schritt zu lebenslanger Gesundheit und Spannkraft.*

Wenn unsere Welt, die gegenwärtig technologisch umzukippen und moralisch zu versagen droht, durch Bücher dieses Inhalts wieder ein bißchen zum Gleichgewicht zurückfindet, dann ist schon einiges erreicht.

Bruce Kumar Frantzis (Ph. D.)

---

* Der Inhalt und die Übungen dieses Buches können jedoch keinen Arzt und keine Therapie ersetzen. Sie sollten Ihren Arzt konsultieren, bevor Sie dieses oder ein ähnliches Übungsprogramm praktizieren. Körperliche Beschwerden oder Schmerzen während oder nach einer Übung dürfen nicht ignoriert werden, sie könnten auf ein gesundheitliches Problem hinweisen, das dringender, fachgerechter Behandlung bedarf.

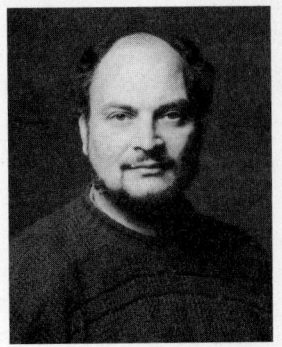

Vorwort:
Wer ist Bruce Kumar Frantzis?

Hongkong: Auf der Suche nach
der geheimnisvollen Qi-Kraft

Jeder, der Taijiquan, Qi-Gong und die Kampfkünste ernsthaft übt, träumt davon, bei einem asiatischen Großmeister zu studieren und von ihm in alle Geheimnisse dieser Künste eingeweiht zu werden.* Die Geheimnisse der inneren Kraft (Qi) werden öffentlich nicht unterrichtet, sondern nur an ausgewählte Familienmitglieder oder die vertrautesten Schüler weitergegeben. Von einem chinesischen Großmeister als enger Schüler aufgenommen oder adoptiert zu werden, läßt sich mit der Zulassung zu einem Forschungsauftrag bei einem der weltweit führenden Professoren in Harvard oder Oxford vergleichen.

Bruce Kumar Frantzis ist einer der wenigen aus dem Westen, dem es tatsächlich gelungen ist, diesen Traum zu verwirklichen. Während einer Odyssee von mehr als zwanzig Jahren durch die verschiedenen Kampfkünste war es immer sein Wunsch, bei einem Meister aus einer der großen Traditionen zu studieren.

---

* Taijiquan ist ein uraltes chinesisches Bewegungssystem, das die Entwicklung der Lebensenergie («qi») im Inneren des Körpers fördert und daraus seine Dynamik bezieht. Das entwickelte Qi kann dazu dienen, den Körper zu verjüngen, Krankheiten und Verletzungen zu heilen, die Gesundheit zu erhalten, den Geist zu klären und die spirituellen Anlagen zur Reife zu führen.
Taijiquan kann aber auch als hocheffiziente Selbstverteidigung verwendet werden. (Tai – höchstes, Ji – Prinzip, Quan – Faust, Kampfkunst, ungefähre Aussprache: Taitschitschuan oder Taitsitsuan)
Qi-Gong steht für Kunst und Übung der Inneren Energie
(Qi – Lebensenergie, Gong – Arbeit, Übung, ungefähre Aussprache: Tschigung oder Tsigung).

Wie andere westliche Ausländer auch, die diesen Weg gehen wollten, wurde Kumar an den hermetisch verschlossenen Toren zu Chinas Festland permanent zurückgewiesen – von einem Land, das in jenen Jahren noch isoliert war und an den Folgen gewaltiger politischer Umwälzungen litt. Seine Enttäuschung wurde noch durch ein nicht zu überwindendes Hindernis verstärkt: die unausgesprochene Übereinkunft der Asiaten, die geheimsten Lehren nicht an Ausländer weiterzugeben.

Es sollte bis zum Sommer 1981 dauern, daß einer von Kumars Lehrern in Hongkong sich bereit erklärte, ihm ein Empfehlungsschreiben an seinen eigenen Meister in Beijing, einen Mann namens Liu Hung Chieh, mitzugeben. Kumar war zu jenem Zeitpunkt bereits vom Institut für Leibeserziehung in Beijing eingeladen worden, um dort Taijiquan zu studieren.

Beijing: Der Großmeister Liu Hung Chieh

Morgens studierte Kumar in Beijing die im Auftrag der Regierung vereinfachte Taiji-Form, Tuishou und Waffenformen. Im Unterricht wurde der Gesundheitsaspekt des Taijiquan zugunsten der Kampfanwendungen hervorgehoben. Hier entwickelte Kumar das tiefe Vertrauen in Taijiquan als umfassendes Gesundheits- und Heilsystem. Wie wir noch sehen werden, sollte Kumar später Übungen aus Taijiquan und Qi-Gong zu einem wirksamen gesundheitlichen Vorsorgeprogramm zusammenstellen. Zum Abschluß des Taiji-Kurses attestierte die chinesische Regierung Kumar als erstem westlichem Ausländer die Lehrbefähigung für das gesamte Taiji-System.

Am Nachmittag pflegte er den 79 Jahre alten Großmeister Liu Hung Chieh aufzusuchen. Liu besaß eine faszinierende Vergangenheit. Er hatte mit dem Begründer des Wu-Stils, Wu Jien Chuan, gelebt und studiert, und er war das jüngste Mitglied der Baguazhang-Schule in Beijing gewesen.* Noch in

---

* Baguazhang ist die subtilste, raffinierteste und geheimnisvollste der inneren Kampfkünste Chinas. Grundlage sind die Energiemanifestationen gemäß dem «yi jing» (Buch der Wandlungen). Diese Kampfkunst ist das einzige innere Kampfsystem, das theoretisch und praktisch vollständig daoistischer Herkunft ist. Als primär spirituelle Kunst oder Lehre ist Baguazhang gleichzeitig ein unübertroffenes Selbstverteidigungssystem. Viele halten Baguazhang für das höchstentwickelte und effizienteste chinesische Kampfkunstsystem. (Ba – acht, Gua – Trigramm, Zhang – Hand, Handfläche, ungefähre Aussprache: Baguatschang).

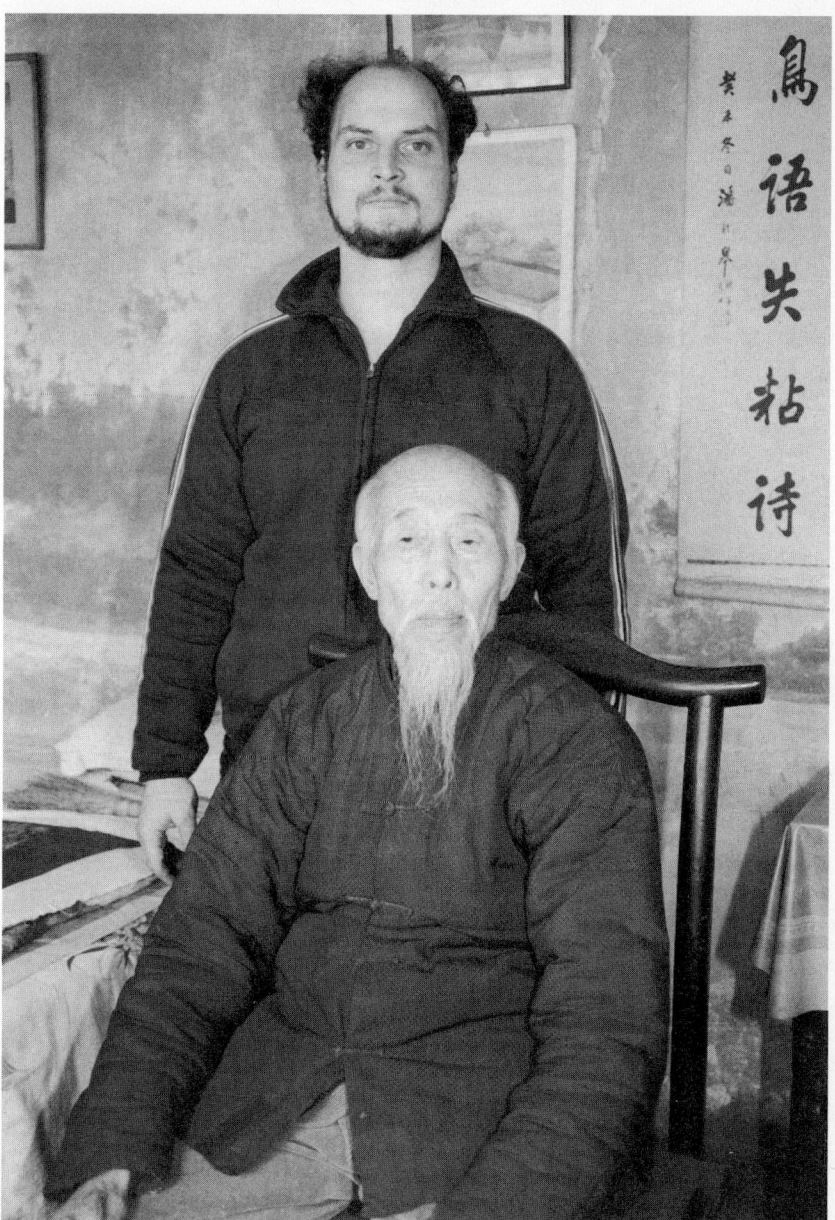

鳥語失粘詩

Liu Hung Chieh mit seinem Schüler in Beijing, China

seinen Dreißigern hatte ihn die buddhistische Tien-Tai-Schule als erleuchtet erklärt; darauf begab er sich in die Gebirge Westchinas und studierte dort zehn Jahre bei den dort lebenden Daoisten. Er war Traditionshalter in Taijiquan, Xingyiquan und Baguazhang sowie Adept in daoistischem Qi-Gong und daoistischer Meditation.*

Liu hielt sich, wie viele andere traditionell gesinnte Kampfkünstler, vom öffentlichen Leben fern. Tatsächlich hatte er seit 1949, dem Jahr der kommunistischen Revolution in China, nur eine Person in Xingyiquan und Baguazhang unterrichtet – Kumars Lehrer in Hongkong, Bai Hwa. Als Kumar Bai Hwa fragte, ob Liu ihn in Beijing als Studenten annehmen würde, antwortete er: «Wer weiß? Er unterrichtet so gut wie niemanden, und es ist unmöglich vorauszusehen, was er tun wird.»

Von der ersten Begegnung an verhielt sich Liu aufgeschlossen Kumar gegenüber. Kumar erkannte sofort, daß die zwanzig Jahre, die er zuvor intensiv mit Kampfkunst und Meditation verbracht hatte, für das Studium mit diesem Manne nur als Grundlage dienen würden. Der mehr als doppelt so alte und weniger als halb so schwere Liu konnte Kumar hochheben und mit Leichtigkeit und nach Belieben umherbewegen. Kumar dagegen gelang es buchstäblich nicht, Liu auch nur den kleinen Finger zu krümmen. Er, den man in Hongkong und Taiwan als «jungen Meister» anerkannte, war zutiefst beeindruckt. Liu klärte ihn mit den folgenden Worten auf: «Um Energie zu haben, bedarf es mehr, als nur groß und stark zu sein.»

In den Jahren, die er bei Liu studierte, konnte er häufig den Erfolg der daoistischen Verjüngungstechniken beobachten, die der alte Mann praktizierte. Diese schienen ihn innerhalb weniger Stunden oder Tage von einem alten in einen jungen Mann zu verwandeln. Der Vorgang war verblüffend, und Kumar hielt die Kontrolle über den Alterungsprozeß für den Beweis wahrer Meisterschaft.

---

* Xingyiquan ist das dritte der inneren Kampfkunstsysteme Chinas. Es ist primär angriffsorientiert. Dem Übenden verhilft Xingyiquan zu Gesundheit, jugendlicher Spannkraft und Energie. Wer es anwendet, erreicht seine Ziele mit außergewöhnlicher physischer und mentaler Energie. (Xing – Form; Yi – Vorstellung, Absicht: Wenn der Geist aktiv wird, sorgt der Körper für die praktische Ausführung, und das vorgestellte Ziel wird erreicht; ungefähre Aussprache: Schingitschuan oder Ssingitsuan).

Kumar ersuchte Liu, ihn in Baguazhang zu unterweisen. Der Unterricht war mit den aufreibendsten Energieübungen verbunden, denen er sich jemals unterzogen hatte. Nach den Übungsstunden war er meistens so erschöpft, daß Liu ihm sein eigenes Bett zum Ausruhen anbot, ihn dann mit buddhistischen und daoistischen Erzählungen unterhielt und in die daoistische Meditation einweihte.

New York City: Die ersten Erfahrungen in den Kampfkünsten

Kumar wurde im April 1949 in New York City geboren. Er war ein dickes, unbeholfenes Kind, das mit zwölf Jahren ansehen mußte, wie ein Schulkamerad bei einer Schlägerei auf dem Schulhof schwer verletzt wurde. Dieses Ereignis hatte einen nachhaltigen Einfluß auf ihn; denn ein Plakat in der U-Bahn, das mit dem Slogan «Fürchte Dich vor niemandem!» warb, führte ihn umgehend in seine erste Judo-Stunde. Kurz danach begann er, sich mit Karate, Jiu-Jitsu, Aikido und Zen-Buddhismus zu befassen.

Er war vierzehn Jahre alt, als er sich noch intensiver mit Zen-Buddhismus beschäftigte. Zen gebrauchte er hauptsächlich, um sich beim Karate und bei den Waffenformen störender Hemmungen zu entledigen. Die Meditation dient ihm in diesem jungen Alter als Hilfsdisziplin zu den Kampfkünsten und nicht für die spirituelle Entwicklung. Selbst ohne die spirituelle Komponente verschaffte ihm Zen ein Gefühl für die umfassende Einheit von Geist, Körper und Seele sowie eine Entschlossenheit, die ihn alle Hindernisse überwinden half.

Es erscheint nur folgerichtig, daß er in den ersten jahren sein ungeteiltes Interesse auf die japanischen Kampfkünste richtete. Er bestand die Prüfungen zum Schwarzgurt in Jiu-Jitsu, Karate und Aikido, bevor er überhaupt zum ersten Mal in den Fernen Osten reiste. Einen weiteren Schwarzgurt verdiente er sich dort kurz nach seiner Ankunft. Auf Anraten seines Jiu-Jitsu-Meisters lernte er Shiatsu (japanische Meridianmassage) und behandelte schon während seiner Highschool-Zeit Patienten. Aikido und Shiatsu beruhen auf der Beherrschung des Ki (Ki ist das japanische Wort für Qi oder Lebensenergie): im Aikido bildet es die Grundlage der Kampfkraft, im Shiatsu der Heilkraft. Kumar interessierte und entschied sich also schon recht früh für das große Gebiet der Energie- und Gesundheitslehren.

Mit 18 Jahren war ihm bereits klar geworden, daß er, um zum wahren Wesen der fernöstlichen Kampf-, Gesundheits- und Meditationssysteme vorzudringen, deren Quelle finden müßte. Dieses Verlangen führte ihn für 15 Jahre ins Ausland: zehn Jahre nach China, drei nach Japan und zwei nach Indien.

Nach seinem Eingeständnis waren seine Jugendjahre in den Kampfkünsten hauptsächlich von der Faszination zerstörerischer Kraft geprägt. In jener Zeit interessierte ihn primär, wie man den menschlichen Körper verletzen konnte. Paradoxerweise drückte sich auch sein anhaltendes Interesse für Gesundheit und Meditation in destruktiven Vorstellungen aus: die Zen-Meditation wurde seine Waffe, die geistigen Schichten des Absurden zu zerstören, und die Massage sein Werkzeug, die Beschwerden und Schmerzen der Patienten zu bezwingen. Erst später, etwa mit Mitte Zwanzig, orientierte er sich grundlegend um. Seine Hinwendung zu Gesundheit und allgemeinem Wohlbefinden füllte ihn von da an ungebrochen aus, und er beschäftigte sich intensiv damit, die Kampf-, Heil- und Meditationstechniken konstruktiv einzusetzen, um Körper, Geist und Seele vor Schaden zu bewahren.

Der Umschwung fand in China statt. Hier beobachtete er ältere Chinesen beim Qi-Gong, die deutlich gesünder und leistungsfähiger waren als halb so alte Landsleute. Zu Beginn war er tief beeindruckt, welche physischen Kräfte sich beim Qi-Gong durch körperliche Bewegungen erwerben ließen. Als er dann auch noch die Qi-Gong-Übungen kennenlernte, mit denen man die Lebensenergie direkt beeinflussen kann, fing er an zu verstehen: Hier gab es eine Methode, Kraft und Vitalität auf gesunde Weise zu erhalten und zu vermehren. Dazu fiel ihm auf, daß alle, die er beim Üben beobachtete, und das schloß ihn ja auch ein, zunehmend kräftiger wurden – und zufriedener. In den Krankenhäusern, in denen er arbeitete, erlebte er, wie Menschen, die ihr Leben lang krank gewesen waren, durch Qi-Gong zu Gesundheit und zu neuer Leistungsfähigkeit aufblühten. Er sah, wie viele Patienten, die neurotisch, geistig gestört oder eindeutig verrückt waren, die zu extremer Angst, Depression und Furcht neigten, durch Qi-Gong ruhig, gefestigt und selbstsicher wurden. Und er erlebte, wie Qi-Gong bei genereller Antriebsschwäche wieder zu geistiger Klarheit, sinnlicher Aufnahmefähigkeit und frischem Lebensmut führte. Nach Kumars Ansicht wirken chinesische Methoden nachweislich besser und sinnvoller als vieles, was westliche Medizin und Sportwissenschaft zu bieten haben.

Tokio: Der Weg des Aikido

1967, im Alter von 18 Jahren, ging Kumar zum ersten Mal nach Japan. Dort schrieb er sich an der Sophia-Universität in Tokio ein. Sein Hauptinteresse galt immer noch den harten Stilen der Kampfkünste. Außerdem hatte er das große Glück, von 1967 bis 1969 bei dem Gründer des Aikido, Morihei Ueshiba, studieren zu können.

Ueshiba war eine außergewöhnliche Persönlichkeit, sein überdurchschnittliches Niveau der Qi-Meisterschaft schien unerreichbar. Während seiner letzten Lebensmonate, als er schon zu schwach zum Gehen war, wurde er zu den Übungsstunden ins Dojo getragen. Selbst in diesem Zustand konnte er sich noch erheben und genügend Energie mobilisieren, um seine stärksten Studenten wie leichte Puppen zu Boden zu schleudern. Nach dem Training wurde er dann wieder in sein Bett getragen. Kumar betrachtet solche Episoden als beeindruckendes Beispiel dafür, wie die Lebenskraft die reine Körperlichkeit überwindet.

Während Ueshiba die physischen Techniken und die spirituellen Lehren des Aikido an seine Studenten weitergegeben hatte, fühlte Kumar, daß keiner von ihnen Ueshibas hohes Niveau der Qi-Beherrschung besaß. Es war eine allgemein bekannte, aber im Dojo nicht gern zugegebene Tatsache, daß sich Ueshibas System, nachdem er in China längere Zeit als Mönch gelebt hatte, entscheidend verändert hatte; aus Aiki-Jutsu entstand Aiki-Do (Do ist das japanische Wort für Dao). Das heißt, aus einer auf Jiu-Jitsu beruhenden Kriegskunst wurde ein «Weg», der auf dem Ki, oder chinesisch Qi, aufbaute. Zu diesem Zeitpunkt besaß Kumar fünf Schwarzgürtel in den japanischen Kampfkünsten. Er hatte schon viele der großen japanischen Kampfkünstler besucht, aber keiner von ihnen konnte sich, nach Kumars Eindrücken, auch nur im entferntesten mit Ueshibas gewaltigen Qi-Kräften messen. Kumar wollte unbedingt herausfinden, welche Qi-Methoden Ueshiba in China erlernt hatte.

Taiwan: Der erstaunliche Wang Shu-Jin (oder: Wang Shu-Chin)

Als Kumar 1968 Taiwan besuchte, begegnete er Wang Shu-Jin, einem Meister der inneren Kampfkünste, der ursprünglich aus Tianjin stammte. Wang war über 70 Jahre alt und schwer übergewichtig. Bei einer Größe von 1,72 m wog er mehr als 250 Pfund. Gleichwohl erwies er sich körperlich wendiger als der jüngere Kumar, den er nach Belieben umherstieß.

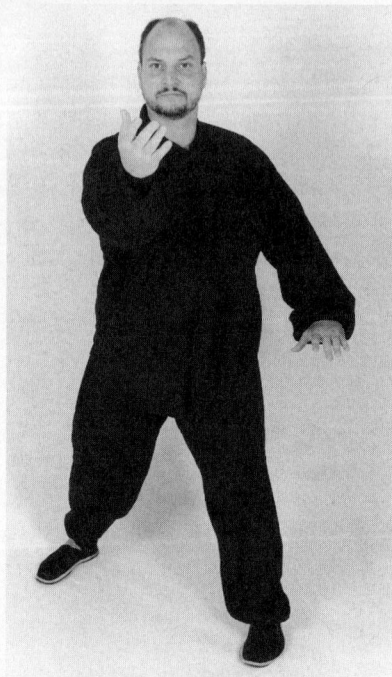

Die Endstellung der Wolkenhände

Bei ihrer ersten Unterhaltung behauptete Wang, daß die Kampftechniken des Karate minderwertig wären und daß langjährige Karatepraxis den Körper schädigte und vorzeitig altern ließe. Kumar, der bis dahin hauptsächlich Karate studiert hatte, widersprach leidenschaftlich. Das führte, wie es bei Meinungsverschiedenheiten zwischen Kampfkünstlern häufig der Fall ist, zu einer Herausforderung. Wang bot Kumar an, den Wahrheitsgehalt seiner Behauptung im Kampf zu beweisen.

Kumar erinnert sich deutlich, daß seine Hände und Füße furchtbar schmerzten, wenn er sie gegen die verschiedenen Körperteile Wangs einsetzte. Besonders Wangs beängstigende Angewohnheit, während des Duells immer wieder unerwartet in seinem Rücken aufzutauchen und ihm leicht auf die Schulter zu klopfen, ist ihm noch heute vor Augen.

Ein kurzer Moment ihres Kampfes hat sich ihm tief ins Gedächtnis eingegraben: das war, als Wang mit halb geschlossenen Augen langsam auf ihn zukam. Kumar erzählt, daß er in tiefster Seele um sein Leben fürchtete. Er wich zur Wand zurück, sammelte alle seine Kräfte und trat Wang, so fest es ging, mit der Ferse in den Solar plexus. Dieser Tritt riß Wang prompt aus der Trance und fachte seinen Zorn an. Er schlug Kumar mit minimaler Kraft auf den Kopf, und dieser fühlte einen elektrischen Schlag durch seinen Körper jagen, als nächstes kann er sich nur daran erinnern, daß er völlig verstört auf dem Boden saß.

Kumar begann bei Wang in der 5-Uhr-Morgen-Klasse im Park von Taichung zu trainieren. Etwa nach einer Woche fragte ihn ein alter Mann, ob er «spielen» wollte. Der Mann war unscheinbar und mager, eben ein ganz normaler Kursteilnehmer. Kumar fühlte sich ein wenig unbehaglich, er wollte seine

Körperkräfte gegenüber dem Alten nicht ausnutzen. Schließlich willigte er ein. Nachdem er ein paar Mal getroffen worden war, sah er ein, daß alle Skrupel unangebracht waren. Er setzte dem alten Mann so energisch wie möglich zu, aber dieser hatte keine Mühe, mit Kumar fertigzuwerden. Kumar war fassungslos über den Ausgang des Kräftemessens. Während er noch ganz benommen dastand, kam die Frau des Alten herüber und erkundigte sich, ob sie es auch einmal probieren könnte. Nach einem Jahr Erfahrung in Japan wußte Kumar nicht, wie er solche Aufforderungen ablehnen sollte. Zu seiner Überraschung mußte er feststellen, daß sie mit ihm auf dem Niveau der besten japanischen Karateka der zweiten Dan-Stufe kämpfte.

Kumar war nach dieser Erfahrung mit dem alten Ehepaar so niedergeschlagen, daß er ernsthaft erwog, die Kampfkünste aufzugeben. Wenn Meister Wang Shu-Jin ihn besiegte, war das eine Sache, daß aber diese offensichtlich durchschnittlichen Schüler ihn schlagen konnten, beschäftigte ihn doch sehr. Zu jener Zeit war er immerhin schon vier Jahre lang Schwarzgurt. Er hatte in Japan acht Stunden pro Tag trainiert, und doch sah es so aus, als ob er den Anschluß verpaßt hätte. Würden ihn als nächstes Fünfjährige schlagen? Hätte er denn mit drei Jahren anfangen sollen, statt mit zwölf? Hätte er gar vierzehn Stunden trainieren sollen?

Ein paar Tage später ergab sich die Möglichkeit, mit dem älteren Ehepaar zu reden. (Damals sprach Kumar schon fließend Japanisch, das auch viele ältere Taiwanesen noch, seit der Besatzungszeit, beherrschten.) Die beiden zeigten ihm einige Vorher- und Nachher-Photos. Sie hatten sieben Jahre zuvor bei Wang begonnen, weil der Mann unter heftiger Arthritis litt. Er war anfänglich nur daran interessiert, seine Gesundheit herzustellen, nicht die Kampfkünste zu erlernen. Nach drei Jahren Taijiquan, Xingyiquan und Baguazhang war er jedoch wieder völlig gesund und glaubte, mit dem Training aufhören zu können. Sechs Monate später meldeten sich seine Beschwerden zurück. Als er wieder anfing, verschwanden die Symptome umgehend.

Am Tage vor dieser Unterhaltung hatte Kumar, um sein angeschlagenes Selbstbewußtsein wiederaufzurichten, gegen einen von Wangs jugendlichen Studenten gekämpft – und wurde noch vernichtender geschlagen. Ihm wurde schmerzhaft bewußt, welch hohes, kaum zu übertreffendes gesundheitliches und athletisches Niveau Wangs Studenten durch Qi-Gong erreicht hatten. Kumars Gedanken gingen nun in eine andere Richtung: wenn jeder einzelne von Wangs Schülern so erfolgreich war, dann müßte auch er es schaffen können. Sein Entschluß, die inneren chinesischen Künste bei Wang zu erlernen, stand damit fest.

Wang erklärte ihm als erstes den Unterschied zwischen den inneren und den äußeren Kampfkünsten. Die äußeren Systeme entwickeln die Knochen, Muskeln und Sehnen – kurz, die äußere Physis. Qi-Gong und die inneren Kampfsysteme (Taijiquan, Xingyiquan und Baguazhang) fördern die Entwicklung und das Bewußtsein der Körperenergien, so daß das Qi schließlich konkret wahrgenommen werden kann. Das im Raum existierende Energiefeld erscheint einem Qi-Gong-Übenden oder Adepten der inneren Kampfkünste so real wie einem Schwimmer das Wasser des Meeres.

Lange bevor die inneren Systeme überhaupt zur Selbstverteidigung genutzt wurden, waren sie schon Bestandteil des daoistischen Yoga. Ursprünglich sollten sie den Körper heilen, den Geist beruhigen, die Langlebigkeit fördern und die körperlichen Grundlagen für die höheren Stufen der Meditation sichern. Die inneren Kampfkünste zeichnen sich durch kreisförmige, fließende Bewegungen aus, die anatomische Stabilität, solide Körperdynamik sowie ein hochentwickeltes Gefühl für physische und psychische Kraft entwickeln.

Der 19 Jahre alte Kumar war sicher, die Worte des 73jährigen Wang niemals zu vergessen: «Ich kann mehr essen als du, ich besitze mehr sexuelle Vitalität als du, ich werde nie krank. Und du glaubst, daß du gesund bist? Gesund zu sein, bedarf es mehr als nur der Jugend. Das Qi kann dich alles lehren.» Kumar sah ein, wie recht Wang hatte, und er übte bei ihm, mit Abständen, während der folgenden zehn Jahre.

Er kehrte noch einmal an die Sophia-Universität in Tokio zurück. Gleichzeitig, von 1968 bis 1971, befaßte er sich weiterhin mit den inneren Kampfkünsten unter dem Xingyi-Meister Kenichi Sawaii und verschiedenen japanischen Schülern Wangs.

Er hatte auch das große Glück, in dieser Zeit einem alten chinesischen Arzt zu begegnen, der ihn in der chinesischen Massagetherapie Tuina unterwies, die er nach knapp zwei Jahren beherrschte. (Kumar sollte in der Folge noch mehr über dieses System lernen und später in seiner Kliniktätigkeit auf dem chinesischen Festland einsetzen.) Mit diesem Arzt hatte Kumar zum ersten Mal jemanden gefunden, der mit seinen Händen jederzeit Qi übertragen konnte, um Krankheiten zu heilen und Körper zu stärken. Während seines dritten Studienjahres in Japan ging Kumar mit speziellem Forschungsauftrag nach Okinawa, um dort Karate und die einheimischen Waffensysteme zu studieren. Im eigentlichen Geburtsland des Karate spürte er deutlich, wie sehr Qi-Methoden zur Stärkung des Körpers und hochentwickelte Kampftechniken fehlten.

Diese Erkenntnis veranlaßte ihn endgültig, die äußeren, harten Kampfkünste aufzugeben und sein ganzes Streben auf die inneren Kampfkünste und Qi-Gong zu richten.

Indien: Meditation zur Kultivierung des Qi

Aus den daoistischen Lehren Wang Shu-Jins wußte Kumar, daß die Energie-Kultivierung eine der Grundlagen der Meditation sein kann. Da Bodhidarma, gemäß der Legende, im fünften Jahrhundert unserer Zeitrechnung die Kampfkünste und die Meditation aus Indien zum Shaolin-Tempel gebracht hatte, entschloß sich Kumar, immer schon ein passionierter Sucher authentischen Materials, die Quellen in Indien selbst kennenzulernen. (Die historischen Tatsachen, nach denen China schon Jahrhunderte vor Bodhidarmas Besuch hochentwickelte Kampfkünste und Qi-Gong-Methoden besessen hatte, waren ihm damals nicht bekannt.)

Als er im Jahre 1971, nach viereinhalb Jahren Asienaufenthalt, in die Vereinigten Staaten zurückkam, war er von den chinesischen Lehrern, die er in den USA antraf, zutiefst enttäuscht. Seiner Ansicht nach hielten sie entweder Informationen zurück, hatten kein verbürgtes Wissen zu vermitteln oder konnten wegen ihrer offensichtlichen Sprachprobleme nur ungenügend und oberflächlich unterrichten.

Er entschloß sich, wieder nach Asien, dem Harvard für Qi-Gong-Studien, zurückzukehren. Bis 1987, als er sich fest in den Vereinigten Staaten niederließ, pendelte Kumar zwischen Asien und dem Westen hin und her und verdiente seinen Lebensunterhalt durch Qi-Gong- und Kampfkunstunterricht sowie Tuina in den USA und in Europa. 1972, nach einem sechsmonatigen Gastspiel als Taiji-Lehrer in Amerika, machte er sich auf den Weg nach Indien.

Zuerst begab er sich zu einem Ashram in Südindien, um die Techniken des Pranayama-Yoga zu erlernen, das direkt mit der Lebensenergie arbeitet. Er übte in der klassischen Weise – durch Anwendung von Atem, Mantras und Mudras – in täglich vier Abschnitten zu jeweils drei Stunden. Nach drei Monaten war Kumar «fähig, das Kundalini Shakti zu erwecken», eine spiri-

tuelle Kraft, die das Bewußtsein reinigt und schließlich zu Erleuchtung
führt.* In Rishikesh, Nordindien, studierte er bei Guru Shiv Om-Tirth tantrische Kundalini-Meditation. Die dort gesammelten Erfahrungen ermög-
lichten ihm, die fundamentalen energetischen Ähnlichkeiten und Unterschiede zwischen den chinesischen und indischen Systemen der Lebenskraft
zu erkennen und zu verstehen.

Kumar wußte, daß die indischen wie auch die chinesischen Methoden, wenn
sie nur korrekt ausgeführt würden, durch Übung und Regulierung der Lebenskraft Krankheiten heilen und das Leben verlängern konnten. Beide Systeme hatten sich lange genug bewährt und, im wahrsten Sinne des Wortes,
in Tausenden von Jahren viele Verbesserungen und Verfeinerungen erfahren. Der Hauptunterschied im Gesundheitsbereich betraf, soweit er erkennen konnte, die Übungspraxis: im chinesischen System geht es primär um
Bewegung, um das unendliche Fließen der Energie – wie die Strömung eines Wasserlaufs –, wogegen die indischen Methoden Körperhaltungen
(Asanas) anwenden, die sich durch klar definierte Anfänge, Abschlüsse und
Pausen zwischen den einzelnen Asanas auszeichnen. Dieser Unterschied
macht sich auf den Erfahrungsebenen tiefgreifender bemerkbar, als es zunächst aussehen mag. Taijiquan ist aktiv, Yoga passiv. Yoga scheint zu größerer Beweglichkeit zu führen, während Taijiquan mehr Kraft und Bewe-
gungskoordination aufbaut. Beide sind einander auch ähnlich, da das
Hatha-Yoga mit den Asanas auf das Pranayama vorbereitet – die Asanas
öffnen den Körper, und Pranayama arbeitet dann mit der Lebensenergie.
Die inneren Systeme Chinas nutzen dagegen spezifische Bewegungen, die
den Kreislauf der Lebensenergie zusätzlich anregen. Aber ohne bewußte
innere Energiestimulation bleibt die aktivierte Energie in beiden Systemen
minimal. Kuma ist der Ansicht, daß der Yoga- und Qi-Gong-Unterricht im

---

* Pranayama ist das indische Gegenstück zu dem chinesischen Qi-Gong. Am Anfang werden
Atemkontrolltechniken erlernt. Später geht es darum, die inneren Bewegungen der Lebensenergie durch gedankliche Konzentration zu beherrschen (Prana – Atem, Yama – kontrollieren,
entwickeln).

Mantras sind Gesänge, die spezielle Töne verwenden, welche dann besondere Energien im körperlichen, geistigen und seelischen Bereich zur Wirkung bringen.

Mudras sind Hand- und Fingerstellungen, die höhere energetische und geistige Zustände im
Übenden verursachen.

Westen in den meisten Fällen die innere Komponente nicht vermittelt. Alleinige Betonung der äußeren, harten Kampfkünste, der äußeren Bewegungen im Taijiquan oder der passiv geübten Asanas im Yoga können, laut Kumar, nur eine äußerst begrenzte Menge Qi in Bewegung versetzen.

Die beiden Systeme schließen einander keineswegs aus. Kumar glaubt, daß sie parallel zueinander ausgeübt werden können und sich konstruktiv unterstützen. Alle, die gegenwärtig Yoga praktizieren, können die inneren chinesischen Systeme dazu verwenden, die Auflösung von Energieblockaden und den Fluß der inneren Energie zu beschleunigen. Obwohl er die meisten schwierigen Asanas im Hatha-Yoga schließlich meisterte, fand Kumar dieses System nie so überzeugend wie die inneren Bewegungskünste Chinas. Es gab etwas, das ihm an den indischen Methoden nicht behagte: die Verehrung des Guru. Der Guru spielt in den indischen Traditionen eine Schlüsselrolle. Er gilt als Gottes direkter Vertreter auf der Erde. In seiner göttlichen Funktion wird ihm so viel Achtung und Verehrung entgegengebracht, wie sie nur wenig Abendländer einer lebenden Person erweisen würden. Obwohl die chinesische Tradition den Meistern ebenfalls größeren Respekt entgegenbringt, als man es im Westen kennt, werden die daoistischen Meister (nicht alle chinesischen Meister sind Daoisten!) eher als Hüter uralten Wissens betrachtet. Die daoistische Beziehung zwischen Lehrer und Schüler gleicht mehr der eines älteren Freundes, der einem anderen hilft, denn der eines gottgleichen Meisters, der einen einfachen Sterblichen unterweisen muß. Die Daoisten gehen davon aus, daß im Dao alle eins sind. Sie bezeichnen sich gegenseitig als «Freunde im Dao». Infolgedessen hinterließen Kumars Lehr- und Wanderjahre bei den Daoisten viel angenehmere Erinnerungen als die Epoche unter den Gurus.

In Indien gelang es Kumar, zwischen den beiden klassischen Systemen der inneren Energie präzise Vergleiche anzustellen und wertvolles Wissen über die Meditation und das Qi zu sammeln. Er wurde aber auch von einer fast tödlich verlaufenden Gelbsucht befallen.

Taiwan, Hongkong, Poona, Beijing:
Vom hochkarätigen Kämpfer zum hochkarätigen Heiler

Die extrem bösartige Form von Gelbsucht, die Kumar in Indien befiel, kostete zwei engen Freunden das Leben. Er selbst überstand sie nur mit einer stark angegriffenen Leber. Heute ist er überzeugt, daß er ohne die Energieübungen aus Taijiquan und Qi-Gong in Indien gestorben wäre. Sein Zustand war höchst kritisch. Er lag in einem Krankenhausbett und konnte sich kaum bewegen. Der untersuchende indische Arzt sagte ihm, daß er sich in Lebensgefahr befände. Er war sicher, daß es mit ihm tatsächlich zu Ende gehen würde, wenn er nicht selbst etwas unternähme. Er quälte sich aus dem Bett, richtete sich, am ganzen Körper zitternd, auf und zwang sich, Taiji- und Qi-Gong-Bewegungen auszuführen. Der ganze Körper schmerzte, aber er gab nicht auf, ehe er endlich kraftlos aufs Bett fiel. Danach schlief er drei Tage in einem durch. Als er aufwachte, wußte er, daß er überleben würde.

Nachdem er wieder zu Kräften gekommen war, kehrte er nach Taiwan zurück. Dort übte er die inneren Kampfkünste mit großer Leidenschaft und trainierte während der nächsten vier Jahre bei dem Baguazhang-Kampflehrer Hung I Hsiang. Kumar ist davon überzeugt, daß dieses Training seine Leber regenerierte und er nur deshalb die Kampfkünste weiterstudieren konnte. Er erforschte die halb inneren, halb äußeren Kung-Fu-Stile «zui ba xian» (Acht betrunkene Unsterbliche), «bei pai tang lang» (Nördlicher Gottesanbeterinnen-Stil), «fujian bai he quan» (Fujien weißer Kranich), «bei hou» (Nördlicher Affen-Stil) und «jong chun quan» (Wing chun).

Dabei stellte er fest, daß viele der wahrhaft hoch überlegenen Kampfkunst-Lehrer, die vom Festland stammten, schon sehr alt waren. Hier ergab sich eine vielleicht letzte Chance, ihre Kampfstile noch vollständig und unverfälscht zu lernen, bevor die Meister diese Welt unwiderruflich verlassen würden.

Während dieser unglaublich intensiven Hinwendung zu den Kampfkünsten fand Kumar auch noch die Zeit, medizinisches Qi-Gong für bestimmte Krankheitsbilder zu studieren. Sein besonderes Augenmerk galt der Nerven- und Rückenmarks-Regeneration. In dem Maße, wie sein Energiespiegel durch die Übungen erneut anstieg, hatte er auch wieder Zeit für die Meditation. Er übte bei Daoisten, die sich hauptsächlich damit beschäftigten, körperlich und geistig negative Emotionen zu beseitigen.

Gegen Ende 1975 flog Kumar nach Manhattan zurück. Dort unterrichtete er hauptsächlich privat und behandelte eine kleine Patientengruppe mit Qi-Gong-Übungen und Tuina. Er fühlte sich noch nicht so weit, öffentlich zu unterrichten, weil er zum einen die östlichen Traditionen respektierte und zum anderen noch nicht genügend Erfahrung hatte – er traute sich nicht zu, die Entwicklung seiner Studenten so zu überwachen, wie er es für angemessen hielt.

Bei diesem Aufenthalt in den Vereinigten Staaten wurde ihm bewußt, welche entscheidende Rolle der Streß spielt.

Er sah die große Zahl derer, die sich durch Überarbeitung und Sorgen völlig verausgabten. Kumar dachte viel darüber nach, wie sich seine daoistischen Erkenntnisse zur Lösung dieser Probleme anwenden ließen, wußte aber auch, daß seine medizinische Ausbildung noch lückenhaft war. Viele Organ- und Haltungsprobleme ließen sich mit seinen damaligen Qi-Gong-Kenntnissen noch nicht behandeln. Er führte sorgfältig Buch über seinen Ausbildungsstand und seine Wissenslücken. Als er nach einem Jahr nach Asien zurückkehrte, bemühte er sich, die fehlenden medizinischen Kenntnisse zu ergänzen.

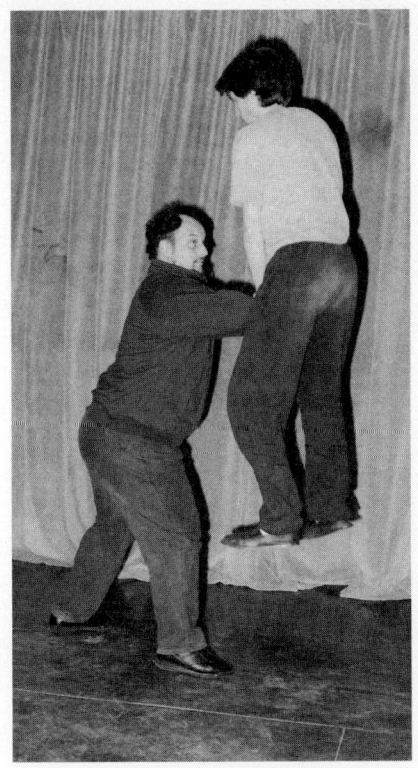

B. K. Frantzis beim «push» – Zeichen der Qi-Meisterschaft

Seine Nachforschungen über Emotionen und ihre Wirkung auf streßinduzierende Faktoren führten ihn 1977 nach Poona in Südindien. Dort konnte er seine tantrischen Studien fortsetzen. Gleichzeitig schloß er sich einer Gruppe an, in der die Zusammenhänge zwischen Gefühlen, psychischen Ebenen, Meditation und Qi erkundet wurden und dazu Kundalini mit psychotherapeutischen Techniken der New-Age-Bewegung kombiniert wurde. Jetzt begriff er, wie sich das Denken der im Westen lebenden Menschen mit östlichen Energievorstellungen vereinbaren ließ.

Gegen Ende 1977 war er wieder in Taiwan und studierte zwölf Stunden pro Tag die inneren Energiesysteme. Er verbesserte sein Baguazhang, versenkte sich in daoistische und tantrische Meditation, beschäftigte sich mit der Auflösung gestauter emotionaler Energie und setzte seine medizinischen Studien an Rückenmark und Nervensystem fort. 1978 bestand er in Hongkong die Prüfung für höhere Akupunktur, entschied sich aber, der Qi-Gong-Therapie treu zu bleiben.

In den letzten Monaten des Jahres 1979 zog er nach Denver, Colorado, und eröffnete eine kleine Schule für eine begrenzte Anzahl von Studenten. (Erst nach seinem Studium bei Großmeister Liu in Beijing kannte er sich in den inneren Prinzipien des Qi-Gong so gut aus, daß er öffentliche Seminare geben und Bücher zu diesem Thema schreiben konnte.) Nachdem er bei Vollkontakt-Kämpfen jahrelang eindrucksvolle Siege errungen hatte, begann Kumar sich von der Kampfszene abzuwenden und sich noch intensiver für Therapie und Meditation zu interessieren. Obgleich er danach, vor allen Dingen in Beijing, seine Kampftechniken weiter verbesserte, hatten sich die Ziele klar und unwiderruflich geändert. Im Sommer 1981, als er bei Großmeister Liu Hung Chieh die Grundlagen für seine weitere Entwicklung erhielt, war er dermaßen in seine Ausbildung vertieft, daß er nicht ein einziges Mal die Zeit erübrigte, die von Lius Haus nur fünf Minuten entfernte Verbotene Stadt zu besuchen.

Im Herbst 1981 kehrte Kumar Frantzis nach Denver zurück. Dort begann er wieder zu unterrichten – und Lehrer auszubilden. Fast wäre er zum lebenslangen Krüppel geworden.

Denver: Die Krise der Selbstheilung

Anfang 1982 wurde Kumar in einen furchtbaren Autounfall verwickelt, bei dem er schwerste Verletzungen an der Wirbelsäule davontrug. Zwei Wirbel waren vollständig gebrochen, andere wiesen Haarrisse auf, viele Bänder und Sehnen der Wirbelsäule waren gerissen und alle Wirbel aus ihrer Normallage gesprengt. Die Chirurgen drängten ihn zu einer Spinalfusion (operative Versteifung benachbarter Wirbelkörper), aber Kumar lehnte das, unter höllischen Schmerzen leidend, ab. Seine lange Erfahrung mit Qi-Gong und Tuina hatte ihn gelehrt, daß sein Körper nach einer derartigen Operation nie wieder den ursprünglichen Energiezustand erreichen würde. Nachdem er sich die Chirurgen vom Leibe geschafft hatte, begann Kumar, flach auf dem Rücken liegend, pro Tag acht bis zehn Stunden Qi-Gong zu üben. Wunder stellten sich nicht ein. Es war eine lange, peinigende Tortur, die Wirbelsäule mit diesen Techniken wiederherzustellen. Komplikationen traten auf. Kumar spricht heute noch davon, wie die Verletzung der Wirbelsäule alle psychischen Kontrollmechanismen stillgelegt hatte. Die dunkelsten Kräfte drängten aus den tieferen Schichten seines Geistes an die Oberfläche. Ohne die jahrelangen speziellen Konzentrationsübungen wäre er zu einem Leben in einer psychiatrischen Anstalt verdammt gewesen. Doch er hielt durch.

Die emotionale Belastung, die zu den permanenten Nervenschmerzen hinzukam, machte das Leben jedoch unerträglich – für ihn und seine Umgebung. Der plötzliche Verlust seiner körperlichen Kräfte und Fähigkeiten, der gebrochene Stolz des Athleten – all das waren verheerende Schläge. Er verfiel in entsetzliche Niedergeschlagenheit, verlor alles Interesse an Taijiquan und konnte wegen der Schmerzen kein Baguazhang mehr üben. Ihm war klar, daß er etwas für seine geistige und moralische Verfassung tun mußte. Das Gefühl, für sich und seine Studenten nutzlos zu sein, durfte nicht anhalten.

Als die Qi-Gong-Übungen seine Wirbelsäule so weit wiederhergestellt hatten, daß er sich mehr schlecht als recht bewegen konnte, nahm Kumar an verschiedenen Psycho- und Körpertherapien in Colorado und Oregon teil. Sie halfen zum Teil und richteten seine mentale Stabilität wieder her. Aber wie wirksam eine Psychotherapie auch sein mag, Nervenschmerzen rund um die Uhr hinterlassen emotionale Verwüstungen. Die angewandten psychologischen Behandlungen reichten nicht aus.

Kumar machte alle möglichen Körpertherapien durch, einschließlich Chiropraktik, Tiefengewebsmassage, Rolfing, Akupunktur, Massage und diverse Bewegungstherapien. Sie halfen auch ein wenig, weil sie die Schmerzen kurzfristig dämpften, aber die Qualen kehrten immer wieder zurück. Als er einsah, daß ihn die im Westen verfügbaren Heilmethoden nicht endgültig und vollständig wiederherstellen konnten, tat Kumar, was er schon mehrfach getan hatte: er begab sich auf die Suche, nach China – dieses Mal, um die geeignete Heilmethode für seinen Körper zu finden.

Wieder in Beijing: Die abschließenden Lehren bei Liu

Liu hatte sich zur Meditation zurückgezogen und war für niemanden zu sprechen, als Kumar im Sommer 1983 in Beijing eintraf. Ein weiteres Empfehlungsschreiben von Bai Hwa, seinem Lehrer in Hongkong, ermöglichte ihm, die inneren Techniken des Yang-Stils bei Lin Du Ying in Xiamen, Pro-

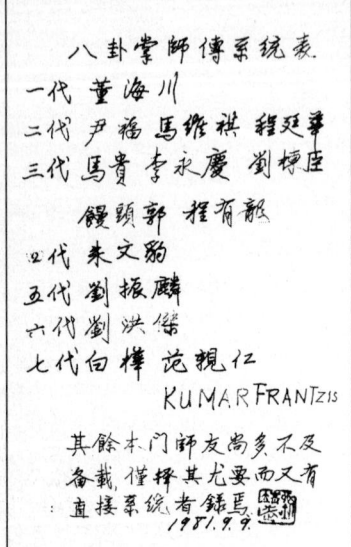

**Das Dokument bestätigt
B. K. Frantzis' Bagua-Erbe**

vinz Fujian, zu studieren.* Obgleich Kumar schon bei vielen Lehrern Yang-Stil-Taijiquan geübt hatte, unter anderem bei Yang Shao Jung, dem Enkel des Yang-Stilbegründers, empfand er höchsten Respekt für Lin. Dieser schien ihm der außergewöhnlichste Vertreter des Yang-Stils zu sein, den er je erlebt hatte. Da Kumar in aller Form als enger Schüler aufgenommen worden war, erhielt er sämtliche Lehren korrekt und vollständig übermittelt. Er fühlte sich hochgeehrt, das geheime Wissen des Taijiquan von Lin zu empfangen.

Als Liu nach neun Monaten endlich Zeit hatte, suchte Kumar ihn wieder auf. Während die Übung des Yang-Stils seine Hals- und Rückenschmerzen gelindert hatte, quälte ihn der restliche Körper immer noch. Liu verordnete ihm Wu-Stil-Taiji-quan. Dieser Stil betont sanft heilende Bewegung und Meditation, stärkt den Körper und klärt den Geist. Innerhalb weniger Monate verschwanden durch diese Übung die Schmerzen in Kumars mittlerem und unterem Rücken völlig.

Er wurde in daoistischer Meditation unterrichtet, zweimal am Tag jeweils zwei bis drei Stunden. Da der Rücken ausreichend verheilt war, begann Liu auch mit der Unterweisung in Baguazhang, Xingyiquan und weiteren Qi-Gong-Methoden. Die Ausbildung verlief die nächsten drei Jahre nach immer demselben Schema, ohne Unterbrechung, sieben Tage pro Woche.

Liu ergänzte die Lücken in Kumars bisheriger esoterischer Ausbildung und

---

* Lin Du Ying war enger Schüler von Wu Hui Chuan und Tien Jau Ling gewesen. Die beiden zählten zu den besten Schülern von Yang Ban Hou, dem dritten Sohn des Begründers des Yang-Stils, Yang Lu-Chan. Lin unterrichtete eine sehr rein erhaltene Form des Yang-Stils, etwa in der Art, wie sie hundert Jahre vorher gelehrt wurde. Die meisten anderen Überlieferungen sind abgewandelt.

geleitete ihn in Bereiche des Geistes, die ihm bis dahin unbekannt waren. Er führte ihn durch alle Stufen der daoistischen Meditation, bis er die Instanz kennenlernte, in der alles mit dem Dao vereint ist. Liu wünschte sich, daß Kumar nicht nur die inneren Kampfkünste und Qi-Gong unterrichten sollte (dazu war er inzwischen von Grund auf qualifiziert), sondern auch, falls er sich bereit fühlte, daoistische Meditation. Dank Liu war er in der Lage, das (in diesem Band begonnene) Qi-Gong-System geordnet zusammenzustellen. Der an sich konservativ eingestellte Großmeister hatte den bis dahin beispiellosen Schritt gewagt, einem westlichen Ausländer die Weitergabe von Wissen zu erlauben, das selbst in China von alters her geheim geblieben war.

Am 1. Dezember 1986 starb Liu. Zuvor hatte er Kumar noch die letzte Spezialtechnik aus dem Baguazhang erläutert, die höchste Stufe des Wu-Stils anvertraut und formgerecht die Pflege der Tradition übertragen. Der Abschied von diesem ungewöhnlichen Manne war für Kumar schwer zu bewältigen, gleichzeitig empfand er tiefen Dank, ihn kennengelernt zu haben. Nachdem ihm die Ehre gewährt worden war, Lius Asche umzurühren – eine Handlung, die gewöhnlich den direkten männlichen Nachkommen vorbehalten bleibt* –, kehrte Kumar in die Vereinigten Staaten zurück.

Im Sommer 1994 hat Kumar an der «International University of Professional Studies» (früher «University at Hawaii») den Doktorgrad (PhD) erworben. Im Fachbereich «Health Sciences» (Gesundheitswissenschaften) verfaßte er für den Studiengang «Body-Mind Therapies» (Körper- und Mentaltherapien) die Promotionsarbeit mit dem Titel «Health and Therapy Practices of the Yijing and Daoism» (Gesundheits- und Therapietechniken des «yijing» und des Daoismus).

Kumars Ziel ist, im Westen soviel wie möglich von Lius lebensförderndem Wissen weiterzugeben. Durch die erwiesene Großzügigkeit gewann Kumar Wissen und Selbstvertrauen. Nun hofft er, die Kulturen einander näher zu bringen, indem er den Menschen im Westen diese fernöstlichen Kenntnisse zugänglich macht. «Die Zeit der Geheimnisse», so Kumar, «ist vorüber.»

Stuart Kentner

---

* Liu hatte Kumar in einer konfuzianischen Zeremonie offiziell als Sohn adoptiert.

Einleitung

Das Qi und Qi-Gong

Was ist Qi?

Einfach geantwortet ist es das, was Leben ermöglicht. Auf den Körper bezogen das, was einen Leichnam von einem lebenden Menschen unterscheidet. Oder, um ein Bild aus der Bibel zu verwenden, es ist das, was Gott in die Figur aus Staub atmete, um Adam zu erwecken. Qi ist die Grundlage der Akupunktur. Es ist die Lebensenergie, an die sich die Menschen so verzweifelt klammern, wenn sie ihr Ende nahen fühlen.

Überreichlich vorhandene Lebenskraft macht einen Menschen wahrhaft lebendig, wach und aktiv, während schwache Lebenskraft zu Trägheit und Schläfrigkeit führt. Die Energiemenge eines Menschen läßt sich tatsächlich vermehren. Energie- oder Qi-Gong-Übungen können einen Kranken stärken oder eine schwächliche Konstitution gesund und munter machen, sie können auch die geistige Leistungsfähigkeit steigern.

Der Begriff der «Lebenskraft» findet sich in den meisten alten Kulturen. In Indien spricht man von Prana, in China von Qi, in Japan von Ki und bei den nordamerikanischen Indianern vom Großen Geist. In diesen und anderen Kulturen gleichermaßen bildet das Konzept der Lebenskraft die Basis der Heilkunst.

Was ist Qi-Gong?

Qi-Gong (wörtlich «Energie-Arbeit») bedeutet, durch beständige Übung die Kontrolle über den inneren Fluß der Lebensenergie zu erlangen. Dazu bedient man sich nur der geistigen oder mentalen Kraft, um die Energie im Körper zu lenken. Äußere, d. h. körperliche Bewegungen können eingesetzt werden, sind aber nicht erforderlich. Die Qi-Gong-Übungen dieses Buches schließen viele der alten chinesischen Techniken ein, mit denen früher die Lebenskraft positiv beeinflußt wurde. Gesteigerte Lebenskraft äußert sich auf vielerlei Weise: von beneidenswerter körperlicher Gesundheit über größere geistige Klarheit bis schließlich zu spiritueller Vollendung.

Zudem führt regelmäßiges Üben zu körperlicher und geistiger Verjüngung, so daß die «goldenen Jahre» tatsächlich ihren Namen verdienen und nicht rostig sind.

Chinas 3000 Jahre altes System der Selbstheilung

Die Wirksamkeit von Qi-Gong ist durch die robuste Gesundheit von Abermillionen Chinesen seit vielen tausend Jahren eindrucksvoll belegt. Die Pflege der Lebenskraft, d. h. des Qi, steht im Mittelpunkt des Daoismus, Chinas ursprünglicher Religion und Philosophie. Es waren vor allem die Daoisten, welche die Akupunktur, die Kräutermedizin, manuelle Glieder- und Gelenkkorrektur und das Yin-Yang-Prinzip erfanden. Leider sind dem westlichen Interesse viele Einzelheiten dieser unschätzbaren kulturellen Leistungen lange wegen unüberwindlicher kultureller und sprachlicher Barrieren vorenthalten geblieben. In der Akupunktur sind diese Schranken heute zu weiten Teilen schon abgebaut, beim Qi-Gong stören sie aber immer noch.

Für die meisten Menschen besteht der primäre Nutzen des Qi-Gong in der Linderung und Vorbeugung chronischer Leiden. Zu den in China erfolgreich behandelten Krankheiten gehören Krebs, innere Organleiden, Kreislaufschwäche, Nervenschmerzen, Rückenprobleme, Gelenkbeschwerden und allgemeine, sehr oft schwer diagnostizierbare körperliche Gebrechen.

Die geistige Klarheit

Die meisten körperlichen Probleme lassen sich, zumindest teilweise, auf geistige und seelische Belastungen zurückführen oder werden durch sie doch entscheidend beeinflußt. Aus diesen Gründen kann die durch Qi-Gong erzeugte innere Ruhe nicht hoch genug geschätzt werden. Regelmäßige Qi-Gong-Übungen helfen, mit Streß, Ärger, Depressionen, Melancholie und allgemeiner Antriebsschwäche fertigzuwerden. Dinge, die den Geist belasten, wenn sein Qi nicht regelmäßig und gleichmäßig fließt. Durch die Stärkung und Korrektur des Energieflusses verbessern Sie Ihre Fähigkeit und Sensibilität, schon geringfügige Veränderungen in der Umgebung zu erkennen und die Welt und deren Strukturen in zunehmender Komplexität wahrzunehmen. Wer nicht irgendeine Art von Qi-Gong übt, der wird die höheren Stufen der sinnlichen Wahrnehmung unter Umständen nie erreichen.

Die drei spirituellen Schätze des Qi-Gong

Qi-Gong ist aber nicht nur auf der körperlichen und geistigen, sondern auch auf der spirituellen Ebene wertvoll. Das Endziel aller inneren daoistischen Methoden bildet die alchimistische Transformation von Körper, Geist und Seele, die in die Vereinigung mit dem Dao mündet. Das sinnliche, konkrete Erfahren der Körperenergie hilft Ihnen zunächst, Ihre mentale und emotionale Energie zu verstehen, und führt im nächsten Schritt zum Erfassen der spirituellen Energie. Von dieser Stufe aus können Sie die Meditationsenergie, oder Leere, vollständig begreifen. Mit Hilfe der Leere ist es abschließend möglich, mit dem Dao eins zu werden.

Nach daoistischer Lehre trägt jedes menschliche Wesen die «drei Schätze» in sich: Jing (Sperma- bzw. Ovarien-Energie, auch Essenz des physischen Körpers genannt), Qi (Lebensenergie, welche die Gedanken und Emotionen einschließt) und Shen (höherer Geist oder spirituelle Energie). Wu, die schon erwähnte Leere, läßt die drei spirituellen Schätze entstehen und vereinigt sie.

Die alles durchdringende Lebensenergie dient den Daoisten als Ausgangselement für den spirituellen Pfad. Das allerhöchste Ziel, die Einswerdung mit dem Dao, hat schon viele Namen erhalten, z. B. «Erleuchtung», «Vereinigung mit dem Vater im Himmel», «Eintritt ins Nirvana» und «allerhöchste Erkenntnis». Nach daoistischer Erfahrung ist es das beste, wenn der einzelne auf der Stufe der Körperenergie beginnt, dann mit der mentalen und emotionalen Schulung fortfährt und so zur spirituellen Kraft vordringt, bevor er sich an die allerhöchste Stufe wagt.

Die häufig geäußerte Ansicht, daß man nach Erreichen der Leere dort auch verbleibt, ist falsch. Man wird mit diesem Zustand zunehmend vertrauter und lernt, immer mehr Zeit darin zu verbringen. Solange Sie noch mit Ihrem physischen Körper leben, müssen dessen physische Ansprüche berücksichtigt werden. Unbeschränkte Aufenthalte in der Leere sind über lange Zeit nicht realisierbar. Die Daoisten haben aber Techniken entwickelt, die den erfolgreichen Umgang mit der Energie des Wu, d. h. der Leere, ermöglichen.

Qi-Gong kann von allen geübt werden, auch wenn sie nur körperlich gesünder werden wollen und sich absolut nichts aus psychologischen und spirituellen Dingen machen. So wird es zum Beispiel seit vielen Generationen von Kampfkünstlern geübt, von denen viele kein Interesse an einer spirituellen Entwicklung gezeigt haben. Alle spirituellen daoistischen Schulungen beginnen mit Qi-Gong, unabhängig von der angestrebten Stufe individueller Vervollkommnung.

Das Auflösen von Energieblockaden

Viele, die sich mit spirituellen Dingen beschäftigen, richten ihr Hauptaugenmerk auf die Erleuchtung. Mit diesem eingeschränkten Ziel schwächen sie den Körper und verwirren den Geist, weil sie sich an höhere spirituelle Methoden wagen, ohne vorher die Energieblockaden im physischen und im emotionalen Bereich aufgelöst zu haben. So ein Vorgehen kann in einzelnen Systemen zum «Durchbrennen» führen, wenn die spirituellen Übungen mehr Energie erzeugen, als ein unvorbereiteter Körper oder Geist aushalten kann. Viele Mönche aus unterschiedlichen buddhistischen Sekten mußten schon daoistische Meister aufsuchen, um die durch allzu belastende Meditationstechniken entstandenen Schäden behandeln zu lassen.

Nicht gerade wenige kommen mit ihren spirituellen Übungen nur qualvoll langsam voran, weil ihre physischen und emotionalen Körper noch blok-kiert sind. Ironischerweise ist es diese erzwungene Langsamkeit, die sie vor energetischer Auszehrung und körperlichen Schäden bewahrt. Qi-Gong oder vergleichbare Energiesysteme sind hervorragend geeignet, Energie-blockaden zu beseitigen und den spirituellen Fortschritt, physisch und psychisch gefahrlos, zu beschleunigen.

Qi-Gong und die persönliche Entwicklung

Qi-Gong bildet mit seinen Übungen ein umfassendes System der inneren Energiearbeit. Die Übungen helfen, die Gesundheit zu bewahren und die geistige Leistungsfähigkeit zu erweitern. Sie können jedoch auch als Vor-übungen zu den inneren Kampfkünsten dienen. Dem durchschnittlich Übenden helfen sie bei der Pflege seines Energiezustands wahrscheinlich genausoviel wie Taijiquan, weil die meisten Taiji-Lehrer nicht viel über die inneren Prinzipien des Taijiquan weitergeben können oder wollen.

Qi-Gong für Kampfkünstler

In den chinesischen Kampfkünsten liefert Qi-Gong die Basis für die Kraft, egal, ob es sich um Gongfu oder subtilere, innere Systeme (Taijiquan, Xing-yiquan, Baguazhang) handelt. Von außen ist es fast unmöglich zu erken-nen, wie die scheinbar sanften, fließenden Bewegungen der inneren Kampf-künste einen Fortgeschrittenen über den gewalttätigsten Schläger triumphieren lassen. Diese Fähigkeit rührt vom Qi-Gong, durch dessen Übung sich innere Energie und innere Kraft entwickeln.

Wer in den inneren Kampfkünsten trainiert, merkt bald, daß die hier vorge-stellten Übungen weiter reichen, als nur äußerliche Bewegungen oder sportliche Fertigkeiten zu verbessern.

Qi-Gong ist kein Kult

Die moderne Welt wird gegenwärtig von Sekten belagert. Die Menschen, die sich mit Qi-Gong beschäftigen, leisten ihr Bestes, um die Identifikation mit unseriösen Kulten zu vermeiden. Qi-Gong ist ein System, dessen Techniken Sie üben, um für Ihr Leben etwas Gutes zu tun. Im Qi-Gong entstehen keine persönlichen Abhängigkeiten: Qi-Gong kann nicht Besitz von Ihnen ergreifen, und auch Sie können nicht Besitz von Qi-Gong ergreifen. Seit über fünftausend Jahren üben sich Daoisten darin, ihre innere Energie zu kultivieren. Die meisten Daoisten unserer Zeit geben öffentlich nur widerstrebend zu, daß sie Qi-Gong praktizieren. Die chinesische Kultur hat schon viele Kulte und Sekten aufkommen sehen und das nie als weiter bedeutungsvoll erachtet. Üben Sie Qi-Gong, damit Ihr Körper gesünder, Ihr Geist klarer, Ihre Seele ruhiger und Ihr spirituelles Potential entwickelt werden kann. Lassen Sie nicht zu, daß durch Qi-Gong noch ein weiterer Keil zwischen die Menschen getrieben wird, der die Übenden von denen trennt, die sich nicht dafür interessieren.

Die Lenkung des Qi durch den Geist

Die Lehre des Qi-Gong beruht auf dem Grundsatz, daß der Geist das Qi lenkt. Sie lernen zunächst, Ihr Nervensystem, das die Verbindung zwischen Geist und Qi herstellt, deutlich zu spüren. Schon jeder Anfänger hat eine vage Empfindung für seine Nerven, und diese Wahrnehmung nimmt mit der Zeit zu. Sie werden lernen in Ihren Körper hineinzufühlen und das Qi dahin zu lenken, wo es benötigt wird. Dies ist kein unheimlicher Prozeß, sondern ein natürlicher Vorgang, der sich, Zeit und Zielstrebigkeit vorausgesetzt, von jedem erlernen läßt.

50 bis 60 Prozent aller gesundheitlichen Vorteile des Taijiquan erzielen Sie allein dadurch, daß Sie die Qi-Gong-Übungen in diesem Buch praktizieren, die wahrscheinlich nur ein Zehntel so schwer zu erlernen sind wie die zahlreichen Formelemente des Taijiquan. Zu dem gesundheitlichen Nutzen kommt hinzu, daß bestimmte höhere Taiji-Techniken erst erlernbar sind, wenn Sie vorher die inneren Prinzipien, beispielsweise aus dieser Übungssequenz, beherrschen.

Qi-Gong und die inneren Kampfkünste

Im Westen werden fast alle Taiji-Stile und andere innere Kampfkünste als körperliche Bewegungskunst unterrichtet, d. h. mit eingestreuten Hinweisen auf Weichheit der Bewegung, Entspannung und korrekte Haltung. Aber die meisten inneren Gesetzmäßigkeiten des Taijiquan werden häufig oder sogar vollkommen ignoriert. Ob sich diese Informationslücke mit Zurückhaltung der chinesischen Lehrer entschuldigen oder durch sprachliche und kulturelle Barrieren erklären läßt, ist eigentlich irrelevant – das Hauptproblem besteht darin, daß die westlichen Interessenten vor einer großen Informationslücke stehen.

Die traditionellen inneren Kampfkünste Taijiquan, Xingyiquan und Baguazhang sind äußerst schwer zu verstehende und komplexe Formen des Qi-Gong. Um es noch einmal zu sagen: Authentisches Material über diese inneren Systeme ist im Westen selten zu finden, und dort, wo es vorkommt, sind die gebotenen Auskünfte häufig unklar.

Qi-Gong als Gruppenübung

So wie Taijiquan oft in Gruppen geübt wird, läßt sich auch Qi-Gong von Jungen und Alten zu beider Nutzen gemeinsam praktizieren. In der modernen westlichen Gesellschaft verbringen die junge, die mittlere und die ältere Generation wenig Zeit in direktem Kontakt miteinander, es sei denn, es herrschen hierarchische Zwänge. Mangelnder Respekt zwischen Alt und Jung, wobei das Alter gewöhnlich als unnütz betrachtet und die Jugend verherrlicht wird, ist eine der Erscheinungen, die die «Ich»-bezogene Generation in den Vereinigten Staaten und Europa verursacht hat. Wenn die verschiedenen Altersgruppen nicht mehr zusammenfinden, dann wächst aus naheliegenden Gründen die Tendenz zur Abgrenzung, zur Unterscheidung zwischen «uns» und «denen».

In China ist es normal, Gruppen von etwa 200 Personen gemeinsam üben zu sehen, in denen die Hälfte über 60 Jahre alt und alle anderen Altersgruppen gleichermaßen verteilt sind. Wenn die Menschen Qi-Gong üben, gewinnen sie Zugang zu ihrem inneren Wesen. Nach dem Üben gehen die Teilnehmer aus sich heraus, und die Generationen vertiefen sich in freundschaftliche Gespräche – gewöhnlich geht es um Qi-Gong. Da jeder mit jedem auf einer sehr subtilen Ebene Energie austauscht, lassen sich die Schranken zwischen den Übenden leicht überwinden. Das hat in den Qi-Gong-Gruppen zu einer Harmonie zwischen den Generationen geführt, die sich sonst nirgends auf der Welt so gut beobachten läßt.

Der Wert des Qi-Gong, für den einzelnen wie für die Gesellschaft, ist von Millionen Menschen in China, in einem der dichtestbesiedelten Länder der Welt, mehrfach bestätigt worden.

Qi-Gong könnte in seiner populären Form auch den aktuellen Bedürfnissen gerecht werden und angesichts der unvorstellbaren sozio-ökonomischen Belastungen der Zukunft in den westlichen Staaten eine tragende Rolle übernehmen.

Qi-Gong eignet sich für alle Altersgruppen

Mit den Übungen aus diesem Buch steht Ihnen ein zeitsparendes und doch wirksames Fitneßprogramm zur Verfügung. Ungeachtet des Alters, Geschlechts oder der körperlichen Verfassung fördern sie Vitalität und Lebensmut – und haben dadurch besonders auf Ältere eine verjüngende Wirkung. (In der Tat sind in China mehr als 50 Prozent der Qi-Gong-Anfänger älter als 60 Jahre – sie befinden sich in einer Lebensphase, in der sich Alterserscheinungen nicht mehr übersehen lassen.) Hunderte Millionen aus dieser Generation haben persönlich erfahren, wie erfolgreich und nachhaltig Qi-Gong wirkt. Wenn eine Übung schon die Älteren leistungsmäßig so eindrucksvoll auffrischt, dann lassen sich deren weitreichende Effekte auf jüngere Generationen gar nicht abschätzen. Mit Sicherheit baut Qi-Gong jedoch Streß ab und verbessert Ihre sexuellen Beziehungen.

Die Qi-Gong-Übungen in diesem Buch lassen sich sogar den Bedürfnissen Bettlägeriger anpassen. Sie sind vollkommen ungefährlich. Dies läßt sich von anderen Qi-Gong-Systemen, die die permanente Betreuung eines Qi-Lehrers erfordern, um Folgeschäden auszuschließen, nicht sagen.

Der Qi-Fluß im Körper kann mit einem elektrischen Stromkreis verglichen werden. Wenn die Kabelisolation nicht ausreicht oder die einzelnen Schaltkreise nicht fachgerecht miteinander verbunden sind, kann es zum Kurzschluß oder anderen Fehlfunktionen kommen. Sie wollen doch sicher nicht, daß mit Ihrem Körper Vergleichbares passiert.

Es gibt Hunderte von Qi-Gong-Systemen, die einzelnen Techniken mit ihren unzähligen Namen lassen sich aber leicht auf fünf oder sechs Grundtypen reduzieren. Bei einigen Methoden darf sich der Lehrer immer nur mit ganz wenigen Schülern auf einmal treffen, um von vornherein mögliche Schäden auszuschließen. Bestimmte Techniken dürfen nur vor der Pubertät begonnen werden, andere schließen bestimmte konstitutionelle Verfassungen aus (körperliche Verletzungen, seelische Erschütterungen und geistige Schwäche) oder unterscheiden streng nach Übungen für Männer oder Frauen. Die Übungen in diesem Buch erfüllen alle für Qi-Gong vorstellbaren Sicherheitsauflagen.

Qi-Gong und die westlichen Übungsprogramme

Die meisten westlichen Fitneßprogramme, wie z. B. Jogging, Schwimmen, Radfahren etc., zielen primär auf die Schulung der Muskeln (das Herz mit einbegriffen) und der Lunge. Die Chinesen betreiben heute auch westliche Übungen, aber Qi-Gong wird als wertvoller betrachtet. Warum? Die folgenden Abschnitte geben aufschlußreiche Antworten.

Entspannte Muskeln und anstrengungslose Kraft

Qi-Gong wirkt auf die Muskeln in einer anderen Weise, als wir es von unseren Fitneß-Übungen her kennen. Aerobics und extremes Dehnen fördern derbe Kraft und Gelenkigkeit, Qi-Gong und andere innere Übungen dagegen anstrengungslose Kraft und Geschmeidigkeit. Das stolze Gefühl von «aufgepumpter» Stärke in den westlichen Übungsmethoden entsteht durch Muskelkontraktionen. Selbst, wenn Ihnen auf diese (westliche) Weise der Spagat gelingt, behindern die entstehenden Muskelkontraktionen den freien Qi-Fluß.

In den inneren Kampfkünsten gilt das eben erwähnte «aufgepumpte» Kraftempfinden als störend, das eigentliche Ziel ist das Gefühl anstrengungsloser Kraft. Anstrengungslose Kraft stellt sich ein, wenn die Muskeln, statt gespannt und kontrahiert zu werden, sich lediglich lockern oder «öffnen» und die Lebensenergie (Qi) ungehindert passieren lassen.

Die Stärkung der inneren Organe

Die hier vorgestellten sechs Techniken – und das gilt besonders für die Schwungübungen – stärken alle inneren Organe und helfen, die Energieverhältnisse zwischen ihnen auszugleichen. Es gibt aber noch weitere, in diesem Band nicht beschriebene Übungen, mit denen sich einzelne Organe gezielt stärken lassen: z. B. können Sie der Leber helfen, sich von einer Gelbsucht zu erholen, den Lungen bei Tuberkulose oder dem Herzen nach einem Infarkt beistehen. Selbst wenn es nicht um eine schwerwiegende Krankheit geht, so ist doch fast jeder mit irgendeiner organischen Schwäche zur Welt gekommen. Qi-Gong bietet für diese individuellen Schwachstellen die passenden Übungen.

Die Steigerung der Herz-Lungen-Tätigkeit

Viele Menschen glauben, daß Aerobic nötig ist, um das Herz und die Lungen zu stärken. Dabei können Qi-Gong-Übungen denselben Effekt erzielen. Durch langsames, tiefes und regelmäßiges Atmen und damit koordinierte Bewegungen wird der Sauerstoff tiefer als bei den uns bekannten Übungen ins Gewebe hineintransportiert.

Ein Fallbeispiel: Ein Qi-Gong-Schüler mit sitzender Tätigkeit, der fast keine aerobischen Übungen betreibt, hat einen sehr bekannten Bergsteiger zum Bruder. Als dieser ihn zu einer Klettertour nach Colorado einlädt, stellt er sich schon bildhaft vor, wie er nach Luft ringen wird, während sein Bruder leicht und locker vorausmarschiert. Aber zu seiner großen Überraschung stellt er fest, daß seine körperliche Leistungsfähigkeit, insbesondere der Atem, die seines «austrainierten» Bruders inzwischen weit übertrifft.

Die Stärkung des Nervensystems

Das Qi fließt hauptsächlich in den Nervenbahnen des Körpers. Obwohl Qi und Nerven auf höheren Übungsstufen deutlich voneinander getrennt zu fühlen sind, spüren die meisten Anfänger zunächst nur ihre Nerven.

Als Verbindung zwischen Körper und Geist liefern unsere Nerven alle wichtigen und notwendigen Informationen aus und über unseren Körper. Die anfängliche Qi-Gong-Arbeit, die uns mit unserem Körper vertraut machen und Blockaden beseitigen soll, vollbringen wir größtenteils mit Hilfe des Nervensystems. Wenn Ihr Qi durch regelmäßiges Üben stärker wird, werden auch Ihre Nerven gekräftigt, und Ihre Körperwahrnehmung verbessert sich zusehends. Personen mit Koordinationsproblemen oder ähnlichen motorischen Schwierigkeiten gewinnen deutlich an Sicherheit. Jeder weiß auch um die wichtige Rolle der Spinal- oder Rückenmarksnerven für die gesamte Gesundheit, so hängt die Wirksamkeit der Chiropraktik von der Wiederherstellung des freien Energieflusses in den Spinalnerven ab.

Das Qi sorgt ebenfalls – in der Gegenrichtung – für die Verbindung zwischen dem Geist und dem Körper. Während es sich mit den Nervenimpulsen ausbreitet, kann man es, nach einiger Übung, deutlich und isoliert spüren. In den inneren Kampfkünsten heißt es allgemein, daß der Geist das Qi bewegt, und das Qi den Körper. Das stimmt, aber für die Anfänger ist es ebenso wichtig zu wissen, daß sie sich erst einmal auf die Nerven konzentrieren sollen.

Die unübersehbaren nervenstärkenden Eigenschaften des Qi-Gong machen es also zu einer idealen Methode, sowohl den aktuellen, täglichen Streß zu bewältigen als auch langfristige Streßsymptome zu kompensieren.

Die Verbesserung der Gefäßfunktionen

Die westlichen Aerobic-Übungen erhöhen die Blutzirkulation, indem sie das Herz extrem belasten. Qi-Gong stärkt dagegen den Blutkreislauf, indem es hauptsächlich die Elastizität der Blutgefäße steigert. In China ist es gängige Praxis, bei hohem und auch bei niedrigem Blutdruck Qi-Gong zu verschreiben, weil beide Symptome auf mangelnde Stärke und Elastizität der Blutgefäße zurückzuführen sind.

Qi-Gong für Schwerkranke

Die westlichen Bewegungs- und Kräftigungsübungen stützen sich entweder auf die physiologische Nutzung der Bewegung und des Widerstands zu dieser Bewegung, d. h. auf die Unterscheidung von Agonisten und Antagonisten, Beispiele liefern Gewichtheben, Gymnastik, Laufen etc. Leider besitzen schwerkranke und bettlägerige Patienten oft nicht mehr die Kraft zu derlei anstrengenden Übungen, was zur Folge hat, daß ihre Muskeln und Organe durch lange Bewegungslosigkeit im Bett noch schwächer werden. Es kann dann Monate dauern, bis sich jemand z. B. von einer Rückenverletzung erholt hat. Qi-Gong bietet den Geschwächten und zur Passivität Verurteilten viele spezielle Übungen, mit denen sie ihre körperliche Verfassung ohne Bewegung und Belastung verbessern können.

In China wird Qi-Gong auch den nicht heilbaren Krebspatienten als letztes Mittel verordnet. Wenn ihnen anfänglich noch die Kraft fehlt, zum Üben aufzustehen oder sich aufzusetzen, praktizieren sie so lange im Liegen, bis sie wieder genügend Kraft für intensivere Übungen haben.

Streßabbau und Emotionsausgleich

Ein großer Teil der aktuellen Literatur betont, daß der wahrscheinlich entscheidende Streßfaktor im Bereich der Emotionen zu suchen sei. Jede körperliche Übung trägt schon in gewissem Umfang zum Abbau negativer Emotionen bei. Sie brauchen aber nur das skandalöse Verhalten einiger Spitzensportler zu betrachten, um einzusehen, daß körperliche Aktivitäten allein auch keine umfassende Lösung bieten können.

Den Läuterungsprozeß des Qi-Gong können Sie sowohl bei unterdrückten als auch bei spontan hervorbrechenden Emotionen einsetzen. Viele Qi-Gong-Bewegungen lassen sich noch weiter verfeinern, um besondere, individuelle Probleme wirksam anzugehen, z. B. Depressionen, Kummer, Frustrationen, leichte Erregbarkeit oder auch Kombinationen verschiedener Emotionen.

Die mit Streß verbundenen Probleme in unserer Gesellschaft werden zunehmend kritischer und resistenter. Aus diesem Grund müssen dringend Techniken vermittelt werden, mit denen sich negative Energien in positive umwandeln lassen. Streßabbau durch direkte Beherrschung des Nervensystems ist *die* Methode, körperlichen, seelischen und geistigen Erschöpfungs- und Schwächezuständen vorzubeugen.

Machen Sie Ihre Freunde mit Qi-Gong bekannt

Wenn Sie die hier vorgestellten sechs Qi-Gong-Elementarübungen beherrschen, können Sie sie auch Ihren Freunden beibringen. Selbstverständlich sollten Sie das nicht ohne ein Mindestmaß an Bewegungssicherheit und Verständnis der inneren Vorgänge tun.

Die Meditation im Stehen ist auf jeden Fall zuverlässig und ungefährlich, vorausgesetzt, Sie halten sich an die 70-Prozent-Regel (siehe Kapitel 5). Zeigen Sie jedem, der interessiert ist, diese wichtige Meditationsübung. Die Bewegungsübungen dagegen sind schon anspruchsvoller. Diese sollten Sie sich erst von einem qualifizierten Qi-Gong-Lehrer korrigieren lassen, bevor Sie sie an andere weitergeben.

Lassen Sie sich von dem bewährten Imperativ leiten, nach dem man anderen nicht antun soll, was man selbst auch nicht möchte. Lassen Sie niemanden, den Sie unterrichten, über die Grenzen Ihres Wissens im unklaren. Unterrichten Sie nichts, was Sie nicht vollkommen verstanden haben! Sie mögen die Hauptschwierigkeiten gemeistert haben, aber wenn Sie mit einer Sache nicht bis in alle Feinheiten vertraut sind, können Sie wahrscheinlich nicht das vermitteln, was Sie selbst schon beherrschen.

In diesem Sinne möchten wir Sie nun in der faszinierenden Welt des Qi-Gong willkommen heißen.

1

Wie funktioniert Qi-Gong?

Die inneren Prinzipien: Qi-Gong und körperliche Gesundheit

Die Blutzirkulation

Qi-Gong übt auf die Körperflüssigkeiten, einschließlich Blut und Lymphe, sowie die Gelenkschmiere (lat. Synovia) und die Gehirn-Rückenmarks-Flüssigkeit (lat. Liquor cerebrospinalis) eine sehr intensive Wirkung aus. In bezug auf den Blutkreislauf zielt Qi-Gong, wie in der Einleitung beschrieben, nicht darauf, das Herz stärker pumpen zu lassen, sondern die Elastizität der Arterien und Venen zu erhöhen. Bei dehnbareren Gefäßwänden braucht das Herz nicht mehr so stark zu arbeiten und erhält dadurch mehr Ruhe. Die wohltuenden Resultate des Qi-Gong, wie eigentlich aller inneren Kampfkünste, gelten deshalb eher den Gefäßen als dem Herzen.

Das Lymphsystem und die Immunität

Die Lymphflüssigkeit wird hauptsächlich durch feinste Muskelkontraktionen bewegt. Die sechs Qi-Gong-Elementar-Übungen erzielen dort die ausgeprägtesten Bewegungen, wo die größten Lymphknoten liegen: in den Achselhöhlen, den Kniekehlen und der Leistengegend. Die subtilen Muskelkontraktionen, die durch Qi-Gong noch intensiviert werden, pumpen die Lymphe effizienter durch das gesamte System. Dadurch wird die Menge des Qi vermehrt und gleichzeitig die Immunität des Körpers gestärkt.

Die Gelenkschmiere und die Beweglichkeit

Die Gelenkschmiere sorgt in den Gelenken durch einen reibungsmindernden Film für größere Beweglichkeit. Im Normalfall beugt sie dazu noch gegen Arthritis und Gelenkrheuma vor. Wenn, aus Sicht der traditionellen chinesischen Medizin, «Wind/Feuchtigkeit» oder physische Blockaden (Blutgerinnsel, Kalkablagerungen) in den Gelenken auftreten, kommt es nicht nur zu Gelenkleiden, sondern der Qi-Fluß des gesamten Körpers wird in Mitleidenschaft gezogen. Qi-Gong wirkt auf die Gelenkschmiere durch Druckveränderung, d. h. Druckverdichtung und -verringerung. Diese flüssigkeitsmechanischen Prozesse können bei allen Knieproblemen präventiv und therapeutisch eingesetzt werden.

Die Gehirn-Rückenmarks-Pumpe

Dieses Pumpsystem stützt sich in der Hauptsache auf ein nährstoffreiches Bad, welches das Rückenmark und das Gehirn wie eine Schmierflüssigkeit umgibt. Der Pumpmechanismus hält im Körper einen gleichmäßigen Druck aufrecht, der die Leitfähigkeit der Nervenbahnen reguliert und die Sinnesfunktionen unterstützt. Alle Übungen der Qi-Gong-Elementarsysteme unterstützen die Gehirn-Rückenmarks-Pumpe und vergrößern so den Qi-Gehalt in der Flüssigkeit.

Die Leistungsfähigkeit der physischen Sinne hängt vom Gesundheitszustand der Wirbelsäule ab. Die Gehirn-Rückenmarks-Flüssigkeit bestimmt zum überwiegenden Teil, wie gesund Ihr Rückenmark ist und wie effizient die Rückenmarksnerven Signale vom Gehirn in den Körper und umgekehrt transportieren. Alle Qi-Gong-Übungen tragen durch bewußtes Pumpen und das Fließen des Qi dazu bei, daß die Pumpe mit optimaler Leistung arbeitet.

Die Elastizität der Muskeln

Beim Qi-Gong wird das Muskelgewebe behutsam und nachhaltig gedehnt. Dieser Vorgang unterscheidet sich deutlich vom Dehnen in den konventionellen Dehnübungen. Durch die Qi-Gong-Übungen wird das Gewebe mit Energie gefüllt, so daß sich die Muskeln bei einem bestimmten Dehnungsgrad stabilisieren. In vielen anderen Dehnübungen schrumpft dagegen, wenn der Dehnimpuls nachläßt, das Gewebe wieder auf die ursprüngliche Länge. Mit Hilfe der speziellen Qi-Gong-Dehnung erreichen die Muskeln schließlich eine Konsistenz wie Kautschukbänder. Manche Sportler besitzen diese muskuläre Elastizität schon von Natur aus, jeder andere kann diesen Zustand durch Qi-Gong ebenfalls erreichen.

Die Stärkung der Sehnen

Qi-Gong verleiht auch den Sehnen größere Stärke und Elastizität. Dadurch wird die auffallende Geschmeidigkeit vieler Taiji-Adepten verständlich, die vor allem vom Zustand der Sehnen und Bänder, nicht aber von den Muskeln herrührt. Die Qi-Gong-Übungen verhelfen nicht nur zu elastischen Sehnen und Bändern, sondern bremsen und stabilisieren sie auch bei Überdehnung. Besonders Tänzer kennen zur Genüge derartige Probleme mit den Gelenken.

Die Energie für das Knochenmark

Das Knochenmark wird während der Qi-Gong-Übungen direkt mit Qi aufgeladen. Die dazu nötige Technik gehört zu den fortgeschrittenen Methoden. Wer aber fleißig übt, der wird auch vorher schon von der energetischen Stärkung des Knochenmarks profitieren.

Die Heilung der Körperzellen

Qi-Gong-Meister heilen seit alters her und mit großem Erfolg chronische und unheilbare Krankheiten. In den modernen chinesischen Krankenhäusern und Pflegeheimen gibt es spezielle Abteilungen, in denen Qi-Gong bei Krankheitsbildern eingesetzt wird, die sich gegenüber anderen Methoden (Akupunktur, westliche Medizin, Heilkräuter etc.) als resistent erwiesen haben. Hier lernen die Patienten unter Anleitung ihres Therapeuten das eigene Qi zu regulieren. Die Skala der so behandelten Krankheiten ist weit gespannt und reicht von Nervenleiden (z. B. Parkinsonscher Krankheit) bis zu Zellerkrankungen wie Krebs.

Das Wecken des Qi

Der etappenweise Fortschritt

Wenn Sie regelmäßig Qi-Gong üben, wird sich Ihr Körper schrittweise öffnen. Muskeln, die sich anfänglich noch wie taub anfühlten, werden Sie deutlich spüren können. Ihr Körper wird Ihnen in einem beeindruckenden Entdeckungsprozeß bewußt werden. So, wie sich Ihr Körper innerlich neu belebt, werden Sie Ihr physisches Selbst auch äußerlich neu erfahren.
Die Behauptung, daß Sie Ihre inneren Organe tatsächlich fühlen werden, ist keine Übertreibung. Ihr kinästhetischer Sinn wird Ihnen mitteilen, wo sich z. B. Leber oder Milz befinden und was dort gerade geschieht – ganz im Gegensatz zum rein intellektuellen Wissen um deren Lage oder Funktion. Mit einer solchen Sensibilität können Sie Krankheiten lange vor dem Ausbrechen wahrnehmen.

Der unregelmäßige Verlauf

Wenn Ihr Körper sich öffnet, dann läßt sich dieser Vorgang eher mit dem Auf und Ab in einer Achterbahn vergleichen als mit einer stetigen, geradlinigen Entwicklung. In der einen Woche öffnet sich ein Körperteil, in der folgenden Woche ist es ein anderer, während sich ein bereits göffneter wieder schließt. Aber der Zeitpunkt kommt gewiß, an dem sich Ihr Körper vollständig öffnet und geöffnet bleibt – und auch Ihrem Bewußtsein vollständig zugänglich bleibt.

Das sanfte und entspannte Wecken des Qi

Was sollen Sie tun, wenn Sie beim Üben auf eine Blockade stoßen und sie nicht auflösen können? Die Antwort ist ganz einfach: Erzwingen Sie nichts! Bevor Sie sich an einem unlösbaren Energiestau festbeißen und längere Zeit vergeblich versuchen, ihn zu beseitigen, gehen Sie einfach zum nächsten Abschnitt über. Mit der Zeit werden Sie erleben, wie sich eine solche Blockade einen Tag oder eine Woche später ganz plötzlich und unvorhergesehen löst.

Die unauffällige Zunahme des Qi

Ist es normal, wenn Sie eine Zeitlang Qi-Gong üben, aber keine Veränderungen in Ihrem Körper spüren können? So geht es eigentlich vielen Leuten am Anfang. Sie brauchen Zeit, um mit Ihrem Qi vertraut zu werden. Halten Sie sich einfach an die folgende Regel: Wenn Sie sich beim Üben wohler fühlen, wenn Sie einzelne Übungsteile ohne Anstrengung öfter wiederholen können, wenn Sie nicht mehr so häufig krank werden oder wenn Sie komplizierte Bewegungen mühelos bewältigen, dann hat Ihr Qi zugenommen – ob Sie es nun spüren oder nicht. Üben Sie weiter, und bald werden Sie das Qi deutlich fühlen können.

Außergewöhnliche Wahrnehmungen

Einige der verbreiteten Phänomene, die immer wieder beobachtet werden, wenn sich das Qi im Körper zu regen beginnt, sind: Wärmeströme, extreme Hitze, elektrische Stöße, Schweregefühle, Leichtigkeit, Gefühle zunehmender oder schwindender Größe, Kühle oder Frische, Druckempfinden.

Qi-Gong und unterdrückte Emotionen

Die Energie, die sich in Ihrem System frei entfalten kann, beeinflußt alle Wesensebenen. Einige der physischen Symptome sind ja schon genannt worden. In dem Maße jedoch, in dem das Qi im Körper stärker wird, verstärkt es auch die emotionalen Energien.

Sehr viele Menschen im Westen sind emotional stark gehemmt, und sie wenden viel Zeit und Energie auf, ihre Gefühle unter Kontrolle zu bringen. Gefühle, die niemals ausgedrückt oder ausgelebt werden, verbleiben im Energiekörper des Menschen – am Rande seines Bewußtseins. Wenn Sie in Ihrem System den Qi-Fluß öffnen, dann verleiht das Qi der emotionalen Energie mehr Kraft – genau so, wie es auf einer anderen Ebene die physische Energie verstärkt.

Die verstärkte emotionale Energie hilft Ihnen, aktuelle Gefühle deutlich wahrzunehmen, aber auch die Emotionen, die Sie schon lange unter Verschluß gehalten haben. Ärger, Furcht, Liebe, Haß, Trauer oder Freude können dann ohne erkennbaren Anlaß hervorbrechen. Derlei Gefühle drängen oft während des Übens, oder auch nachher, mit großer Heftigkeit an die Oberfläche.

Sie sollten aber wissen, daß Sie alle diese Empfindungen, oder auch Emotionen, nicht bewußt ausleben müssen, sondern Sie können sie einfach bewußt durch Ihren Körper strömen lassen.

Wer verärgert ist und es an anderen körperlich oder seelisch ausläßt, hat damit zu rechnen, daß sein Ärger eher noch zunimmt, statt zu verfliegen. Wer dagegen die Auflösungstechniken aus dem Qi-Gong in seinem «Emotionskörper» einzusetzen versteht, der kann den gleichen Ärger in konstruktive, gesunde Energie umwandeln.

Aktives Ausleben negativer festgefahrener Energie birgt dagegen die

Gefahr, daß sie noch fester eingeschlossen wird. Um es noch einmal und noch deutlicher zu sagen: nichts muß mit dieser Energie «gemacht» werden. Sie sollen sie nur beobachten oder überwachen, während sie aufgelöst, wieder aufgenommen und in eine gesunde, konstruktive Form gebracht wird. Auf dem energetischen Niveau ist es gleichermaßen schädlich, emotionale Energie unkontrolliert nach außen abzugeben wie sie zu unterdrücken.

Die daoistische und die westliche Psychohygiene

Kundalini und gruppentherapeutische Ansätze

Das daoistische Konzept der Umwandlung emotionaler Energie unterscheidet sich radikal von den kathartischen Methoden der asiatischen Kundalini wie auch der westlichen Gruppentherapien.

In der Kundalinipraxis wird die Katharsis zuweilen als Kriya oder Aktion bezeichnet. Hier geht es in den frühen Entwicklungsphasen darum, durch verschiedenartige Aktionen (Schreien, Brüllen, Weinen, Zusammenrollen in fötaler Position) emotionale Energie abzulassen – d.h. sich durch blockierte emotionale Zustände voranzuarbeiten, bis sie aufgelöst sind.

Moderne Gruppentherapie (von Urschrei bis zu Encounter, Bioenergetik und Psychodrama) besteht im Prinzip darin, Schmerz und Qual rauszulassen – je lauter, um so besser. Verbale und körperliche Aggressionen können, je nach Lage, an einem Kissen oder einer Person abreagiert werden. Obgleich diese Strategien gelegentlich erfolgreich sind, gibt es in ihnen Unstimmigkeiten und Unzulänglichkeiten, vor denen im Prinzip schon die alten Daoisten gewarnt haben.

Wenn der Dampfdruck in einem Schnellkochtopf anwächst, gibt es – nach dem kathartischen Modell! – drei Lösungsmöglichkeiten:
1. die Hitze abstellen (ignorieren oder verdrängen),
2. den Dampf in Abständen ablassen,
3. allen Dampf auf einmal ablassen.

Die Hitze abzustellen läßt die zugrundeliegende emotionale Situation unverändert. Die Schwierigkeit beim partiellen Dampfablassen liegt darin, daß sich der Dampfdruck nach einer Weile wieder der kritischen Grenze nähert. Der gesamte «Dampf» kann aus einer eingeschlossenen Emotion auf einen Schlag abgelassen werden, in der Praxis geschieht so etwas aber nur selten. Viel häufiger kommt es vor, daß Leute mit verdrängten Emotionen einen Teil des Drucks, aber eben nicht allen Druck, abbauen. Anschließend nimmt er, wie schon erwähnt, wieder zu und muß erneut abgelassen werden.
Die kathartische Auflösung heftiger Emotionen überreizt und erschöpft den Organismus. Sie kann sogar zu suchtartigen Bedürfnissen nach leidenschaftlichem Abreagieren in zunehmend stärkeren Dosen führen. Die Übenden können durch kathartische Methoden also leicht zu Therapie-Junkies werden: Wütende Leute werden noch wütender oder Depressive werden noch depressiver, während sich die Betroffenen in der Illusion wiegen, mit Hingabe und Erfolg zu ihrem Besten an sich selbst zu arbeiten.

Der daoistische Ansatz:
Das Auflösen der Emotionen im Qi-Fluß

Wie die Daoisten herausgefunden haben, kann emotionale Energie im großen und ganzen wie physische Energie behandelt werden. Auf dieser konzeptionellen Grundlage wird (in daoistischen Praktiken) die emotionale Energie so lange durch das System bewegt, bis sie restlos verfeinert, oder geläutert, ist. Es wird nicht versucht, die Energie aus dem System hinauszubefördern oder ihre Entstehung von vornherein zu unterdrücken. Die angewandte Strategie erinnert sehr stark an die Prozedur der Akupunktur. Wenn eine Nadel zum ersten Mal in einen Meridianpunkt gestochen wird, vibriert sie möglicherweise sehr stark, weil sie auf blockierte Energie gestoßen ist. Kann sich diese blockierte Energie schließlich Bahnen brechen und

wieder frei fließen, dann hört die Nadel auf zu vibrieren. Es spielt keine
Rolle, wie stark die Energie ist, die durch die Energiebahn fließt, entscheidend ist nur, ob die Energie ungehindert fließt oder aufgehalten wird.

Die hervordrängende emotionale Energie sollte ihren Weg durch Ihr System selbst finden. Wenn die Emotionen zu stark für Sie sind, gehen Sie
nach dem gleichen Schema vor wie bei einer Blockade im physischen Körper: Lösen Sie erst einmal so viel auf, wie Sie gefahrlos schaffen, und wagen
Sie sich später in weiteren kleinen Schritten an die restliche blockierte Energie. Der Versuch, die Lage auf einmal in einer großen, übermenschlichen
Anstrengung zu klären, ist immer zum Scheitern verurteilt und führt nur
zu unnötigem Leiden.

Emotionen sind an sich nur Empfindungen, die wir erst nachträglich als gut
oder schlecht bezeichnen. Und die Empfindungen selbst sind verhältnismä-
ßig neutral. Im Qi-Gong lernen Sie, Energieschwingungen, die sich gegenüber den zugeordneten Emotionen zunächst positiv verhalten – die aber
trotzdem Gedanken, auch negativer Natur, hervorrufen, mit denen Sie sich
befassen müssen –, deutlich von der Energie zu unterscheiden, die durch
den Emotional-Körper fließt und die prinizipiell bösartig ist – d. h. Energie,
die aus gesamtenergetischer Sicht durch und durch schädlich wirkt.

Hilfen bei hartnäckigen emotionalen Schwierigkeiten

Wenn die Qi-Gong-Übungen zu viele emotionale Tore auf einmal aufsto-
ßen und Probleme hervorrufen*, können Sie Folgendes tun:

1. Suchen Sie einen zuverlässigen Qi-Gong- oder Meditationslehrer auf,
   der Ihnen hilft, die Energie auf konstruktive Weise durch Ihr System
   zu bewegen. Solche Fachleute können auch Übungen konzipieren, die
   auf Ihre spezifische Lage zugeschnitten sind.
2. Vertrauen Sie sich jemandem an, den Sie lieben und der Ihnen vielleicht
   beistehen kann.

---

* Zum Beispiel Halluzinationen, emotionale Störungen oder Nervenzusammenbrüche. Solche
Zwischenfälle treten eigentlich selten während des Übens auf. Besonders anfällig sind Personen mit psychologischen oder emotionalen Problemen.

3. Wenden Sie sich an einen Psychotherapeuten, der Ihnen möglicherweise weiterhelfen kann. Bei rein körperlichen Problemen reichen nur psychologische Mittel unter Umständen nicht aus.
4. Nehmen Sie Kontakt zu einem kirchlichen Betreuer oder einer Selbsthilfegruppe auf, und sehen Sie, welche Unterstützung diese zu bieten haben.
5. Schauen Sie bitte im Kapitel «Das korrekte Üben» nach, dort finden Sie weitere Hinweise.

Emotionale Schwierigkeiten, die während der Qi-Gong-Übungen auftreten, sind positive Signale. Es ist viel angenehmer und vernünftiger, bestehende emotionale Blockaden durchzuarbeiten, als emotional verschlossen durchs Leben zu gehen. Und es ist auch entschieden gesünder, die täglich neu entstehenden negativen Emotionen aufzulösen, statt sie herunterzuschlucken und dann an Ehepartner, Kind, Hund oder wer sich sonst gerade in der Nähe befindet auszulassen.

Meine Hoffnung ist, daß die bis jetzt im Westen kaum bekannten emotionslösenden Methoden des Qi-Gong bei uns Allgemeingut werden. Sie wirken natürlich und sanft. Für die westliche Welt können sie noch sehr wertvoll werden. Vergessen Sie aber nie: die Transformation emotionaler Energie durch Qi-Gong ist nicht dramatisch, sondern erfolgreich!

Die Qi-Kultivierung

Alle zuverlässigen und sicheren Qi-Übungen bauen langsam und schrittweise auf, dadurch entstehen intensive und stabile Verbindungen zwischen
Gehirn und Qi. «Intensiv» und «stabil» bezieht sich hier auf die Fähigkeit
der Nerven, Signale zwischen Geist und Qi störungsfrei zu übertragen.
Vorausgesetzt werden ausreichende Isolierung und korrekter Leitungswi-
derstand, um Überlastungs- bzw. Erschöpfungsschäden vorzubeugen. Ein
starkes Nervensystem ermöglicht es, Signale zwischen Gehirn und Qi ohne
angestrengtes Wollen oder sichtliches Bemühen zu verbreiten. Solange die
Nerven aber nicht so weit entwickelt sind, müssen Sie zur Signalübertra-
gung Ihren Willen einsetzen – etwa so wie ein Baby, das anfänglich nur mit
unvorstellbarer Willenskraft krabbeln und laufen kann, bevor die entsprechenden Standleitungen zwischen Gehirn und Qi ausgebildet sind. Wenn
diese Nervenverbindungen erst einmal etabliert sind, wird der bewußte
Wille nicht mehr zum Gehen benötigt: Sie gehen einfach!
Die Qi-Entwicklung sollte deshalb aus guten Gründen langsam und in
Schritten ablaufen, damit das Qi stabil bleibt. Wenn Sie das erst einmal für
die Praxis verstanden haben, können Sie auch einsehen, warum fehlerhaftes
Qi-Gong zu Problemen führt.

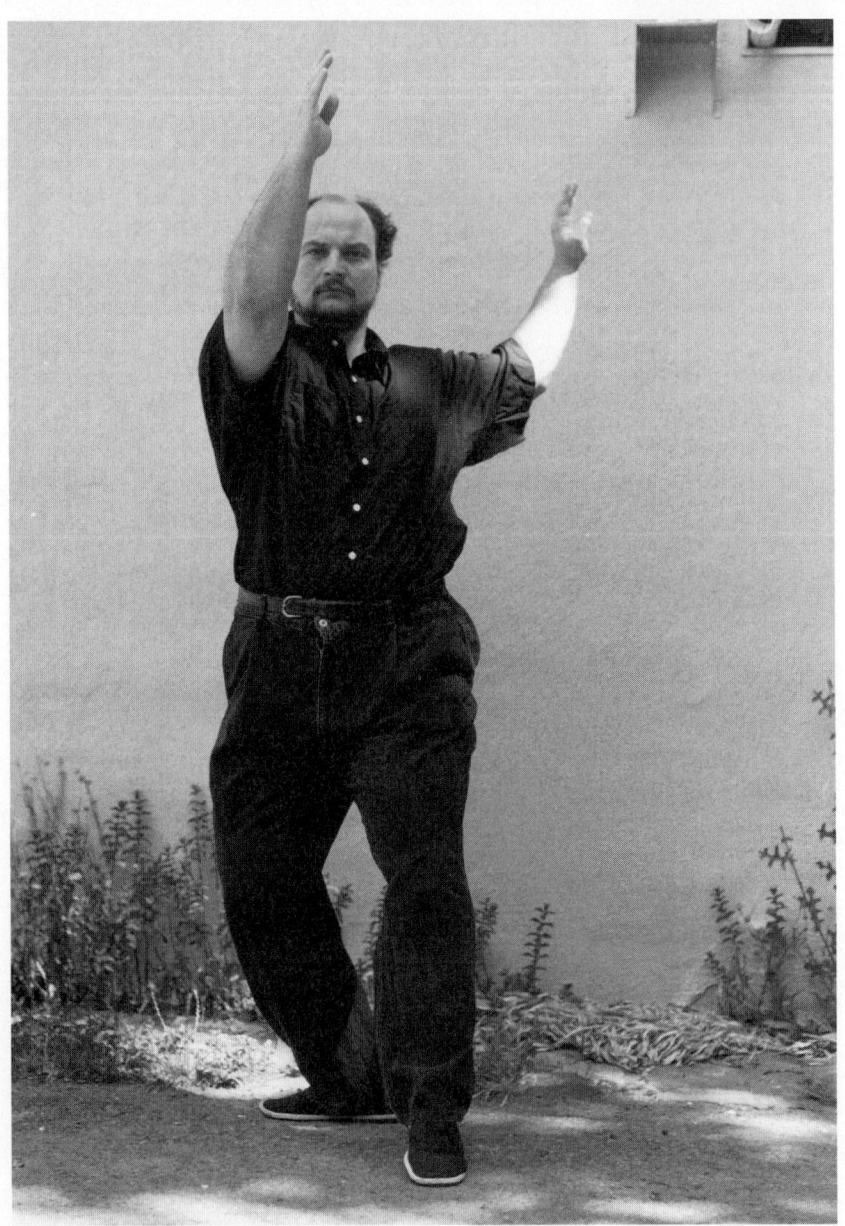

Die dritte Schwungübung

2

Die Qi-Gong-Theorie

Die unterschiedliche Wissensvermittlung in China und im Westen

Nach zehn Jahren intensiven Studiums der inneren Kampfkünste bin ich aus China zurückgekehrt und habe seitdem viele Wochenendlehrgänge geleitet und Klassen unterrichtet. Diese wurden von Lehrern und Schülern des Taijiquan und Qi-Gong besucht, deren Erfahrung sich zwischen knapp zwölf Monaten und zwanzig Jahren bewegte. Im Laufe der Zeit habe ich festgestellt, daß den meisten Teilnehmern die elementaren (und essentiellen) Taiji- und Qi-Gong-Prinzipien niemals erklärt worden sind – und viele sind schon oder werden noch Lehrer dieser Künste.

Ganz offensichtlich werden innere Kampfsysteme und Qi-Gong im Westen oft nur als körperliche Bewegungen und (mentale) Visualisierungen vermittelt. Die Schüler imitieren die sichtbaren Bewegungen ihrer Lehrer und hoffen, mit dieser Übungsmethode ihren Qi-Fluß zu steigern und dadurch mehr Kraft und Gesundheit zu gewinnen. Wenn die Schüler wissen wollen, was ihre Lehrer innerlich tun, müssen sie raten. Sie haben keine andere Möglichkeit zu erfahren, ob ihre Vermutungen korrekt sind.

Die Sprachbarriere

Andere Schüler, die ich unterrichtete, hatten wohl von ihren chinesischen Lehrern Erklärungen über die innere Energie erhalten. Diese erwiesen sich aber leider oft als nicht zutreffend oder unvollständig, weil die Lehrer nicht ausreichend Englisch sprachen bzw. den Dolmetschern das umfassende Wissen fehlte, diese hochspeziellen Themen ins Englische zu übersetzen. Vage Allgemeinheiten wurden häufig an Stelle präziser Begriffe geäußert. In vielen Fällen bestand das Problem aber einfach darin, daß die eingeweihten autorisierten Lehrer nicht bereit waren, die spezifischen Übungsmethoden unmißverständlich und lückenlos weiterzugeben.

Bei der Wissensübertragung von einem Kulturbereich in den anderen bilden Schwierigkeiten und Mißverständnisse eher die Regel als die Ausnahme. Da aber Taijiquan und Qi-Gong schon seit zwanzig oder dreißig Jahren im Westen bekannt sind, wird es höchste Zeit, mit den falschen Vorstellungen aufzuräumen.

Eine große Zahl der frühen Übersetzer von Taiji- und Qi-Gong-Texten waren selbst keine Experten in den inneren Methoden. Sehr oft wurden metaphorische Umschreibungen als konkrete Übungsmethoden wiedergegeben. Wie auf jedem Spezialgebiet besitzen auch hier Fachausdrücke für die Eingeweihten vom allgemeinen Sprachgebrauch abweichende Bedeutungen und Assoziationen; dem normalen, nicht aufgeklärten Sprecher mögen dabei wichtige Nuancen völlig entgehen. Da die meisten Qi-Gong-Experten Chinesen sind, tendieren sie dazu, die verschiedenen Methoden mit Metaphern aus dem chinesischen Kulturkreis zu versehen. Diese bildhaften Ausdrücke erscheinen aus fernöstlicher Perspektive als sinnvoll und angebracht, die Abendländer führen sie aber oft in die Irre. Selbstverständlich tritt dieses Problem auch in der Gegenrichtung auf, z. B. beim Technologietransfer von West nach Ost: Asiaten kommen mit technischen Bedienungsanleitungen aus dem Westen häufig in der Praxis nicht zurecht.

In diesem Kapitel soll soweit wie möglich versucht werden, die zwischen den Kulturen herrschenden Ambiguitäten ausfindig zu machen und richtigzustellen; außerdem werden, und das ist noch wichtiger, die inneren Methoden und Vorgänge in den sechs elementaren Bewegungsübungen allgemeinverständlich beschrieben.

Die Übertragung kulturgeprägter Konzepte

Erst nachdem ich wahrhaft zweisprachig geworden war, fiel mir auf, daß ich, selbst wenn es sich um die gleiche Sache handelte, in jeder der beiden Sprachen (amerikanisches Englisch und Mandarin) deutlich verschieden denke und fühle.

Dazu kommt es, weil das kulturelle und sprachliche Umfeld, in dem die Menschen ihre Weltsicht erwerben, in weitestem Maße bestimmt, was sie fühlen und wie sie, ihrer Meinung nach, Informationen korrekt austauschen. Diese kulturelle Prägung bestimmt aber nicht nur, was ungesagt bleiben soll, sondern auch, wie das Unausgesprochene verstanden werden sollte.

Diese sprachlich-kulturellen Begleitumstände haben den westlichen Schülern beim Taijiquan und Qi-Gong große Verständnisschwierigkeiten bereitet. Asiaten können vieles ungesagt lassen, weil jeder mit durchschnittlichem (fernöstlichem) Bildungsniveau das Unausgesprochene verstehen wird.

Leider gibt es im ostasiatischen Kulturbereich Konzepte, zu denen westliche Ausländer keinen Zugang haben.

Fangen wir deshalb am besten gleich mit der Erklärung der grundlegenden Begriffe an.

Die Unterschiede zwischen Qi-Gong und Nei-Gong

Bis vor etwa 50 Jahren wurde der Begriff Qi-Gong im Zusammenhang mit Energieübungen nur selten verwendet, die geläufigen Begriffe waren Nei-Gong (innere Kraftübung) oder Lian-Gong (Kraftübung).

In den letzten Jahrzehnten hat sich die Bezeichnung Qi-Gong besonders auf dem chinesischen Festland durchgesetzt.

Dort findet man eine große Vielfalt von Qi-Gong-Arten, viele mit so poe-

tisch klingenden Namen wie Weißer-Kranich-Qi-Gong, Alter-Mann-steigt-die-Treppen-Qi-Gong, Pflaumenblüten-Qi-Gong etc.
Alle Qi-Gong-Systeme stammen von Nei-Gong-Systemen oder von deren Vorläufern ab.*

Nei-Gong wirkt von innen nach außen – Qi-Gong von außen nach innen

Der Schwerpunkt im Nei-Gong liegt auf der Entwicklung der Zentral-Energie, die in der Mitte des Körpers fließt und die von dort aus die peripheren Energiebahnen (z. B. die Akupunktur-Meridiane, chines. «jing») öffnet und energetisiert. Qi-Gong ist primär auf die Energiebahnen an der Körperoberfläche gerichtet und beeinflußt durch diese die zentral fließende Energie. So gesehen ähnelt Qi-Gong der Akupunktur, die ebenfalls auf die mehr oberflächliche und periphere Energie in den Meridianen, den Netz- oder Nebenbahnen (chines. «luo») und den acht Sondermeridianen einwirkt, um auf tieferer Ebene Veränderungen hervorzurufen.

Qi-Gong mobilisiert das Qi durch Körperbewegung – Nei-Gong durch Geist-Körper-Interaktion

Beim Qi-Gong üben Sie jeweils nur eine einzige Technik und fassen sie anschließend mit anderen zu einer speziellen Übungsfolge zusammen. Beispielsweise wird ein Akupunkt geöffnet oder aktiviert, wenn er dann erst einmal offen ist, öffnen Sie den nächsten, der in der Übungsfolge vorgesehen ist, usw. Im Qi-Gong gibt es zahlreiche Einzeltechniken, vom Klopfen über das Dehnen bis zum Aufstampfen. Das wichtigste, immer und überall geltende Prinzip des Qi-Gong ist, daß eine Qi-Bewegung auf die andere folgt. Zwei oder mehr Qi-Ströme fließen selten gleichzeitig.

* In diesem Buch wird durchgehend der Begriff Qi-Gong verwendet, weil er sich in den letzten Jahren so stark eingebürgert hat, daß er kaum noch zu verdrängen ist. Der Inhalt dieses Bandes betrifft aber eigentlich nur Nei-Gong und Nei-Gong-Übungen, die, wie schon gesagt, bei uns fast ausschließlich unter dem Begriff Qi-Gong bekannt geworden sind.

In den verschiedenen Nei-Gong-Systemen sollen dagegen alle Qi-Bewegungen gleichzeitig ablaufen. Das höchste Ziel besteht darin, Hunderte von Qi-Flüssen im Körper synergetisch zu vereinigen. Auf diese Weise erhalten Sie schließlich die Kontrolle über eine Energiemenge, die insgesamt eben mehr als die Summe all der Qi-Mengen ist, die durch die einzelnen Energiebahnen fließen. Auf den höheren Übungsstufen werden sich die jeweiligen Qi-Ladungen von Körper, Geist und höherem Bewußtsein («spirit») vollständig und rückstandslos vereinigen. Die gesamte Person funktioniert dann im Sinne einer einzigen riesigen Zelle, in der alles Qi im gemeinsamen Rhythmus pulsiert.

Freilich wird Nei-Gong ebenfalls in getrennten Einheiten gelernt, aber es wird danach so geübt, daß alle erlernten Einheiten gleichzeitig und harmonisch praktiziert werden. Schließlich dringt die Energie bis in die Zentren von Knochen- und Rückenmark vor. Angesichts dieser energetischen Konzentration stufen alle, die nach maximaler Gesundheit und Leistungsfähigkeit streben, Nei-Gong als überlegen ein.

Einfach und anschaulich läßt sich der prinzipielle Unterschied zwischen Qi-Gong und Nei-Gong so beschreiben:

Beim Qi-Gong folgt auf die Technik A die Technik B, und auf die dann die Technik C. Das Resultat dieser Aneinanderreihung ist dann der additive Effekt von A plus B plus C.

Beim Nei-Gong dagegen üben Sie Technik A gleichzeitig mit Technik B und Technik C. Synergetisch betrachtet stellt sich dann der multiplikative Effekt von A mal B mal C ein.

Im Qi-Gong ist der Atem Träger der Qi-Bewegung – beim Nei-Gong bewegt das Bewußtsein das Qi direkt

In den inneren Kampfkünsten Chinas bezieht sich der Begriff Atem auf zwei unterschiedliche Vorgänge. Erstens auf die Bewegung der Luft, d. h. in die Lungen hinein und aus ihnen heraus: das ist der physische Sauerstoff-Atem. Zweitens auf das Ebben und Fluten der Lebenskraft durch den gesamten Körper: das ist der subtile Atem oder, viel geläufiger, das Qi. Der physische und der subtile Atem können koordiniert werden oder auch unabhängig voneinander fließen.

Qi-Gong koordiniert die beiden, während Nei-Gong direkt mit dem subtilen Atem und ohne die Unterstützung des physischen Atems funktioniert. Im Qi-Gong wird der physische Atem benötigt, um die Verbindung zwischen dem Geist und dem Qi (subtiler Atem) herzustellen. Das Bewußtsein, eine der angewandten Formen des Geistes, ist auf den physischen Atem gerichtet: Beim Üben stellen Sie sich bildhaft vor, wie sich der physische Atem durch Ihren Körper bewegt, und fühlen ihn in bestimmte Körperbereiche hineinfließen. Auf diese Weise verbindet er sich mit dem subtilen Atem. Ein- und Ausatmen, Aussetzen, Beschleunigen und Verlangsamen: alle Bewegungen des physischen Atems werden mit jeder einzelnen Handlung koordiniert – gleichgültig, ob es sich um Körperbewegungen, Energieübungen oder Visualisierungen emotionaler, psychischer oder spiritueller Wesensaspekte handelt.

Fast alle medizinischen Qi-Gong-Methoden stützen sich zur Aktivierung des Qi auf den physischen Atem. Ähnlich verhält es sich mit den meisten buddhistischen Qi-Gong-Praktiken, die sich auf die bewußte Kontrolle des Atems richten. Die wesentliche, heute als Vipassana bekannte Methode von Gautama, dem Buddha, bestand darin, das An- und Abschwellen des Atems und die Empfindungen im Körper zu beobachten. Der tantrische Buddhismus bedient sich des physischen Atems als Taktgeber für Mantras und Visualisierungen.

Im Nei-Gong dagegen bewegt das Bewußtsein, eine der Realisierungen des Geistes, das Qi unvermittelt, d.h. ohne Unterstützung des physischen Atems. Der Geist kann sich allein auf die innere Energie konzentrieren, oder er kann sie zu bestimmten Aufgaben und in spezielle Energiebahnen dirigieren. Nei-Gong verwendet auch wirkungsvolle Atemmechanismen, die im wesentlichen den Atem des Babys im Mutterleib nachvollziehen. Die Bewegung des Qi jedoch ist grundsätzlich nicht auf den physischen Atem angewiesen, gleichgültig, wie Sie atmen. Der physische Atem kann zuweilen so langsam, ruhig und unauffällig werden, daß er fast zu verschwinden scheint. Das Umfeld des subtilen Atems (Qi) verlagert sich im Nei-Gong vom physischen Atem zur geistigen Achtsamkeit selbst.

Gegenüber den bewegungsgeleiteten Qi-Gong-Übungen besitzt Nei-Gong einen immanenten Vorteil, dieser betrifft die Vorgänge im Unterbewußtsein. Gedanken und Emotionen verursachen im Geist unterschiedliche Wellen und Wellenmuster. Der Atemrhythmus kann ebenfalls diese Wellen kontrollieren und erzeugen, und er kann dem Geist Wellenmuster, die denen bestimmter Emotionen entsprechen, aufdrängen. Wenn Sie beispielsweise wütend werden, steigt der Atem zunächst in Ihrer Brust, und dann mit kurzen, kräftigen Stößen weiter in den Kopf. Umgekehrt verhält es sich, wenn Sie aus Brust und Kopf bewußt mit kurzen, kräftigen Stößen atmen: dann können Sie spüren, wie die Wut entsteht und zunimmt. Oder wenn Sie sich niedergeschlagen fühlen – das drückt sich in flachem Atem aus –, sollten Sie einmal versuchen, bewußt tief und regelmäßig zu atmen; anschließend werden Sie sich weniger bedrückt und belastet fühlen. Wie Sie sehen, können Sie Ihre Gefühle mit Hilfe Ihres Atems umwandeln oder zumindest etwas abschwächen.

Normalerweise nehmen Sie bei der Koordination von Atem und Bewußtsein bloß die Emotionen wahr. Wenn Sie aber im Qi-Gong den physischen Atem mit den Körperbewegungen abstimmen, kann es passieren, daß Sie dabei auch Emotionen unterdrücken. Sie werden dann lediglich Ihren Atem und Ihre Bewegung spüren, aber nicht Ihre Emotionen. Das aufgesetzte, künstliche Atemmuster unterdrückt die Wahrnehmung der tiefer liegenden Emotionen, zusätzlich verstärken Sie über Ihr übungsbegleitendes Atmen diese verdeckten Gefühle. Die Verbindung von Atem und Bewegung vergrößert also Ihre körperliche Leistungsfähigkeit und lädt Ihr physisches Qi auf, während die tieferen Schichten Ihres Wesens energetisiert werden, d. h. das emotionale und psychische Untergeschoß, in dem die lebenslang verdrängten Emotionen ruhen.

In der Praxis bedeutet das, daß Sie durch Qi-Gong die Energiemenge der Emotionen vergrößern können und sie zugleich verdrängen. Wenn Sie z. B. ein Atemmuster üben, das Ärger oder Trauer verstärkt, müssen Sie feststellen, wie Sie extrem reizbar oder schnell traurig werden, ohne die Ursachen für diese Veränderungen zu kennen. Je stärker jemand auf der Grundlage dieses Schemas die körperliche Komponente betont, um so anfälliger wird er gleichzeitig im emotionalen Bereich. Viele Sportler und Kampfkünstler haben schon darunter gelitten, weil sie das physische Qi, nicht aber das emotionale, oder psychische, Qi in den Griff bekommen haben.

Im Nei-Gong arbeiten Sie, wie schon gesagt, direkt mit dem Qi und umgehen, in den Anfängerphasen, den Atem als Stimulus und Begleiter der Qi-Bewegung. Mit der Zeit werden Sie für den subtilen Atem (Qi) deutlich sensibler. Sie können beobachten, wie er nicht nur den physischen Körper durchdringt, sondern auch die höheren, subtileren Energie- oder Qi-Körper (Emotionalkörper, Bewußtseinskörper, Kausalkörper etc.). Wenn die Verbindung zwischen dem Bewußtsein und den verschiedenen Energiekörpern erst einmal hergestellt ist, können Sie auch verfolgen, wie die Koordination des Atems mit den Körper- und den Qi-Bewegungen alle Schichten Ihres Wesens beeinflußt. Von dieser Ebene an können Sie den Atem zielgerichtet einsetzen, um alle Qi-Körper bewußt und gleichmäßig zu entwickeln. Sie werden von den dunklen, vernachlässigten Gefühlslagen erfahren, die nach Auflösung verlangen, und von den hellen, lebenssprühenden Sphären, die weitere Förderung verdienen. Auf dieser hohen Stufe trägt der Atem auch dazu bei, den gesamten Energiekörper harmonisch und nachhaltig zu stärken.

Qi-Gong ist im allgemeinen eher auf bestimmte Akupunktur-Kanäle und einzelne Akupunkte gerichtet. Nei-Gong arbeitet dagegen mehr mit den Hauptenergieströmen, die vom Scheitel zum Perineum und entlang der Mittelachse der Arme und Beine fließen, sowie mit den Muskeln, dem Bindegewebe, den inneren Organen, den Drüsen, dem Rückenmark und dem Gehirn. Aus medizinischer Sicht läßt sich sagen, daß Qi-Gong einzelne Techniken für einzelne Probleme bietet. Nei-Gong stärkt dagegen das gesamte System. Der daraus resultierende verbesserte Gesamtzustand aller Energiefunktionen behebt schließlich auch alle Einzelprobleme.

Die Vorzüge und Stärken von Qi-Gong und Nei-Gong

Im großen und ganzen kann man sagen, daß ein wahrer Nei-Gong-Fachmann die Qi-Gong-Methoden versteht, der Qi-Gong-Experte aber generell mit den Nei-Gong-Pinzipien nicht umfassend vertraut ist. Das könnte zu der Annahme verleiten, daß Nei-Gong dem Qi-Gong generell überlegen ist. Dieser Schluß trifft aber nicht unbedingt zu. Viele Krankheiten und Funktionsstörungen werden häufig von einem kleinen, begrenzten Störungsherd verursacht. In solchen Fällen ist es vorteilhafter, Qi-Gong-Techniken anzuwenden, weil nur eine begrenzte Zahl von Qi-Flüssen zur Diagnose beobachtet und zur Therapie angeregt werden muß.

Die inneren Kampfkünste

Die drei inneren Kampfkünste Taijiquan, Xingyiquan und Baguazhang beruhen alle auf dem Nei-Gong-System, d. h. auf der Entwicklung des Qi. Sie fassen die wirkungsvollsten Kampftechniken des alten China zusammen und verbinden sie mit der Kultivierung der inneren Kraft. Diese Kombination erzeugt zwei scheinbar nicht miteinander zusammenhängende Resultate: einerseits höchste sportliche und kämpferische Fertigkeiten, andererseits unverwüstliche Gesundheit. Die drei inneren Kampfkünste sind aber auch, auf höheren Ebenen, abgeschlossene Systeme der spirituellen Entwicklung.

Taijiquan im modernen China

Fast alle Menschen, die heute in China Taijiquan üben, tun dies, um ihre Gesundheit zu stärken, den Streß abzubauen und ihre Energie zu steigern. Nur wenige von ihnen praktizieren Taijiquan als Kampfkunst, in der die vermehrte innere Kraft die kämpferischen Fertigkeiten verfeinert und effizienter macht, egal, ob es sich dabei um Angriff oder Verteidigung, Austeilen oder Einstecken von Schlägen handelt. Es sollte nicht unerwähnt bleiben, daß das Training der Kampfanwendungen sehr viel gründlicher und anspruchsvoller aufgebaut ist als die Gesundheitsunterweisung. Zwei oder drei Kilometer Dauerlauf pro Tag mögen gut für die Gesundheit sein, aber um Marathonläufer zu werden, bedarf es deutlich größerer Anstrengungen. Ähnlich kann tägliches Taijiquan von 20 bis 40 Minuten die allgemeine Verfassung spürbar verbessern und bis ins hohe Alter zu blühender Gesundheit beitragen. Um jedoch für den Kampf gerüstet zu sein, sind mehrere Stunden Training am Tag erforderlich. Und um die spirituelle Vollendung zu erlangen, ist ein noch größerer Aufwand als bei den Kampfkünsten nötig.

Xingyiquan und Baguazhang

Xingyiquan ist ein außergewöhnlich effizientes Nei-Gong-System, das sich in den letzten 900 Jahren auch auf den Schlachtfeldern Chinas bewährt hat. Ursprünglich wurde es von einem General entwickelt, der sein Offizierkorps darin schulte. Im 19. Jahrhundert wurde diese innere Kampfkunst durch die schlechthin unbesiegbaren Karawanenbegleiter berühmt. Man kann es, mit aller Vorsicht, als Karate mit innerer Komponente bezeichnen. Zusätzlich zur Gesundheitsförderung legt man beim Xingyiquan großen Wert auf die Kraftentwicklung. Während der Körper eines Taiji-Meisters nach außen weich und nach innen hart wird, steht ein Xingyi-Meister genau nach dem Gegenteil: nach außen hart und nach innen sehr weich. Das führt zu kaum vorstellbarer körperlicher Beweglichkeit wie auch zu einem tief empfundenen Gefühl inneren Wohlbefindens. Von den drei inneren Kampfsystemen vermittelt Xingyiquan am schnellsten ein Gefühl von realer Stärke und Vitalität.

Baguazhang gilt allgemein als die höchstentwickelte innere Kampfkunst. Wie auch Xingyi-Meister leben die Bagua-Meister in der Regel länger als die Vertreter des Taijiquan. Die Bagua-Techniken sind wesentlich komplizierter als die Taiji-Techniken. In China heißt es, daß jeder Taijiquan lernen kann, nur wenige meistern Xingyiquan und noch viel weniger Baguazhang. Die Techniken von Taijiquan und Xingyiquan werden, einfach gesagt, auf Kreisbahnen und Kurven ausgeführt. Baguazhang ist dagegen einzigartig, denn hier nutzt man Bewegungen auf Kugeloberflächen, d. h. in allen Dimensionen gleichzeitig. In Baguazhang entsteht ungleich größere körperliche Beweglichkeit und energetische Vielseitigkeit als in den beiden anderen inneren Systemen. Durch die ununterbrochen spiralförmig hervorquellende Energie gilt es auch als ästhetisch attraktivste Form.

Baguazhang ist im Kampf zwar äußerst wirkungsvoll, aber das ist nur eine seiner Besonderheiten. Auf der Grundlage der inneren alchimistischen Prinzipien des «yijing» («Buch der Wandlungen») kann dieses System die dort beschriebenen elementaren Energien verkörpern und offenbaren. Es ist höchst bedauerlich, daß die Tradition der Energiearbeit des Baguazhang in China und im Westen gegenwärtig verlorengegangen ist. Das meiste, was man heute als Baguazhang findet, sind Sequenzen körperlicher Bewegungen oder einfache, isolierte Kampfanwendungen, die in verschiedenen

Kampfkunstschulen unterrichtet werden. Dazu kommt die Schwierigkeit, weitere schlüssige Informationen über das authentische Baguazhang aufzuspüren.

Baguazhang ist die einzige Kampfkunst in China, die ihrem Wesen nach vollständig daoistisch ist. Taijiquan und Xingyiquan wurden beide vom buddhistischen Shaolin-Kloster mitgeprägt. Erst vor etwa hundert Jahren wurde Baguazhang in der Öffentlichkeit bekannt; dabei gibt es im südlichen China ein daoistisches Kloster, in dem die Grundübung des Bagua, das Umschreiten des Kreises, während der letzten 1500 Jahre gepflegt wurde. Es existieren noch alte Dokumente, nach denen Baguazhang vor 4000 Jahren irgendwo aus dem Kunlun-Gebirge gekommen sein soll. Ganz genau kann allerdings niemand sagen, wie alt diese Kunst wirklich ist.

Die Übungsformen der drei inneren Kampfkünste bestehen aus Serien einzelner Posen oder Bilder. Im Sinne des Nei-Gong wirkt jedes einzelne Formteil in charakteristischer und unverwechselbarer Weise auf sämtliche Qi-Ströme und -Flüsse des Körpers. So wie jede Qi-Gong-Übung hat auch jede Nei-Gong-Pose in den inneren Kampfkünsten eine energetische Primärfunktion, unabhängig davon, ob es sich um Kampfkunst oder daoistisches Yoga handelt. Wenn diese Posen, oder Einzelhaltungen, miteinander verknüpft und als Folge geübt werden, entsteht eine Serie von Energiemustern, die gleichzeitig Blockaden beseitigt, den Energiehaushalt auffrischt und die Energieverteilung im Körper ins Gleichgewicht bringt.

Die gleiche Lebensenergie, wie sie Kampfkünstler entwickeln und anwenden, kann auch von Sportlern oder Tänzern genutzt werden und ihnen helfen, innere Kraftreserven anzulegen, was sonst nur den talentiertesten Meistern ihrer Disziplin gelingt. Der Unterschied liegt darin, daß Sportler im Westen durch Zufall oder genetische Veranlagung zu dieser inneren Kraft gelangen, während die Chinesen viele gut durchdachte, systematische Methoden konzipiert haben, mit denen jene Studenten diese innere Kraft gewinnen konnten, die bereitwillig, zielstrebig und regelmäßig trainieren wollen.

Die drei Ebenen des Qi-Gong:
Körper, Qi und Geist

Die drei inneren Kampfkünste sowie Qi-Gong und Nei-Gong funktionieren
auf drei Ebenen:
1. Technik oder anatomisch-mechanische Grundlage
2. Struktur oder Qi-Dynamik
3. Technologie oder Sublimation, bzw. was Sie beim Üben mit Körper, Qi
   und Geist anstellen.

Die sechs elementaren Qi-Gong-Übungen in diesem Band haben als primä-
res Ziel die Entwicklung von Körper und Qi und noch nicht das Beherrschen
höherer Praktiken (z. B. den Geist leeren, in die Stille eintreten oder die
Vereinigung mit dem Dao). Auch hier gilt die alte Weisheit, daß man erst
stehen und dann gehen lernen muß, bevor man rennen kann.

Sie können die vorliegenden Elementarübungen in zwei unterschiedlichen
Funktionen anwenden. Zum einen als separate Übung – etwa im Sinne einer Qi-Gong-Übung. Auch wenn Sie sonst nichts über Taijiquan wissen,
wird Ihnen das die gesundheitlichen und streßmindernden Vorteile besche-
ren, die viele Menschen überhaupt erst zum Taijiquan oder den anderen
inneren Kampfkünsten gebracht haben, zum anderen sind diese Übungen,
besonders wenn Sie sich schon mit den Kampfkünsten oder der Sitzmedita-
tion befassen, für die allgemeine Aufwärmphase zu empfehlen. Danach
müßten Ihre inneren Organe für die anschließenden Aktivitäten ausreichend vorbereitet sein. Mit diesen beiden Anwendungen verringern Sie die
Verletzungsgefahr und lösen anfängliche Streßrückstände auf, die sonst
während der regulären Übungsstunde aufgearbeitet werden müßten.

Zusätzlich gewinnen Sie Zeit, sich auf die tieferen Gehalte von Taijiquan
oder Meditation zu konzentrieren. Betrachten wir also den Aufwärmaspekt
etwas näher.

Qi-Gong als innere Aufwärmübung

Als Aufwärmübungen ähneln die Elementarübungen oberflächlich betrachtet denen im Sport. In der Wirkung unterscheiden sie sich aber doch erheblich von den Dehnungen und weiteren Praktiken der Läufer, Karateka etc. Qi-Gong soll in der Aufwärmphase:

1. geistige Beruhigung und Stabilisierung herbeiführen,
2. alle inneren Verbindungen zwischen den verschiedenen Körperteilen und dem Bewußtsein realisieren,
3. die Effizienz der inneren Organe auf hohes Niveau steigern,
4. die Wirbelsäule und alle Gelenke des Körpers öffnen,
5. Heilprozesse und Verletzungsprävention durch verfeinertes Körperbewußtsein unterstützen.

Alle genannten Aspekte werden durch innere Konzentration und durch innere Bewegungen erreicht, die äußerlich kaum wahrnehmbar sind. Aus der Sicht eines Beobachters scheint der Übende minimale, kaum verständliche Bewegungen auszuführen. Im Inneren vollziehen sich dagegen entscheidende Vorgänge: das Gewebe dehnt sich oder zieht sich zusammen, die Kontrolle der Gelenkbewegungen und die Leitfähigkeit der Nerven nimmt zu, die inneren Organe werden leicht komprimiert und massiert, die bewußte, verstehende Aufmerksamkeit gegenüber den inneren Körperfunktionen verbessert sich. Sogar die Körperflüssigkeiten, die das reibungslose Funktionieren des Organismus sichern, können deutlicher wahrgenommen und in ihrer Pumptätigkeit gesteigert werden. Wenn Sie die elementaren Qi-Gong-Übungen längere Zeit praktizieren, gelangen Sie zu überdurchschnittlicher Stärke und Flexibilität.

Taijiquan, Xingyiquan und Baguazhang erscheinen den meisten Menschen als äußerst komplex und zeitaufwendig, das entmutigt sie leicht, und sie geben bald wieder auf. Die hier vorgestellten Übungen besitzen den großen Vorteil – so wie alle elementaren Qi-Gong- und Nei-Gong-Techniken –, daß sie nur wenige äußere Bewegungen enthalten und mehr Zeit für die innere Entwicklung lassen. Bei korrekter Ausführung und beständiger Übung helfen sie, später die komplexen Bewegungsmuster der inneren Kampfkünste schneller und mit weniger Frustrationen zu lernen.

Die Verknüpfungen zwischen Geist und Körper

Zwischen dem intellektuellen Erfassen einer körperlichen Bewegung und der konkreten Ausführung besteht ein großer Unterschied. Das Gehirn kontrolliert die Muskeln mit Hilfe des Nervensystems. Nur wenige Menschen, unter ihnen viele Sportler, besitzen hervorragend ausgebildete Nervensysteme, ihnen braucht man eine Bewegung nur einmal zu zeigen, und sie können sie sofort nachvollziehen.

Überdies nimmt die Geschwindigkeit und Mühelosigkeit dieser neuro-motorischen Lernfähigkeit mit zunehmendem Alter ab: Ein zehnjähriges Kind kann alle athletischen Bewegungen viel schneller lernen als vierzig- oder fünfzigjährige Erwachsene.

Glücklicherweise haben die alten Daoisten Wege gefunden, das Nervensystem besser auf die Anforderungen an Geist und Körper abzustimmen. Sie trieben ihre Forschungen auf diesem Gebiet weiter voran als jede andere Kultur. So, wie keine Notwendigkeit besteht, das Rad jede Woche neu zu erfinden, läßt sich viel unnütze Anstrengung vermeiden, wenn Sie diese alten und bewährten Methoden anwenden. Sie helfen Ihnen, das Leben in der heutigen Zeit innerlich erträglicher zu gestalten. Das ist an sich schon ein attraktiver Faktor für Menschen über dreißig, die sich bekanntlich in einem beruflich und familiär besonders beanspruchenden Lebensabschnitt befinden.

Die Vergrößerung der Qi-Reserven durch Synergie

Das eigentliche, produktive Prinzip dieser Elementarübungen (auch bei Taijiquan und Nei-Gong) ist die Synergie, was bedeutet, daß das Ganze mehr sein kann als die Summe seiner Elemente.

In den menschlichen Aktivitäten läßt sich dieser Effekt durch Erfahrung vielfältig belegen. Bei den inneren Systemen müssen Sie die synergetischen Resultate deutlich fühlen, um zu wissen, ob dieses Prinzip am Wirken war oder nicht. Abermillionen von Chinesen, und jetzt auch viele Menschen im

Westen, haben herausgefunden, wie vorteilhaft der synergetische Einsatz der Energie für ihre Gesundheit ist.

Auf die elementaren Qi-Gong-Übungen bezogen, heißt Synergie, daß Sie die vielen einzelnen Faktoren von Geist, Körper und Energie koordinieren, um sie vereint zu aktivieren. Wenn Sie z. B. fünf Körperteile, jedes mit einem angenommenen Energiewert von zwei, in der gewohnten Weise unabhängig voneinander oder nacheinander bewegen, wäre die Summe der Energiewerte gleich zehn. Bei synergetischem Einsatz der gleichen fünf Körperteile würde man die fünf Werteinheiten multiplizieren statt nur zu addieren – der Energie-Output würde 32 erreichen.

Diese Übungen sollen jedoch nicht nur die Muskeln, sondern primär das Nervensystem und die inneren Organe kräftigen. Die vollständige Entspannung hilft zunächst, den Körper von aufgestautem Streß und angesammelter Spannung zu befreien. Im nächsten Schritt werden, soweit es die Verfassung des Übenden erlaubt, die inneren Organe und die Nervenbahnen gestärkt. Und nachdem die primäre Aufnahmegrenze für Qi erreicht ist, werden die zentralen Reserven aufgefüllt und erweitert, die Ihnen in Notfällen zur Verfügung stehen sollen.

Im Vergleich zu Qi-Gong tendieren viele westliche Übungssysteme dazu, die Hauptenergiereserven zu erschöpfen, weil sie besonders leistungsorientiert sind. Der Wettkampf mag heute gewonnen werden, aber zehn oder fünfzehn Jahre später, wenn die inneren Reserven zur Heilung von schweren Organkrankheiten oder zur Abwehr von Krebs benötigt werden, steht nichts mehr zur Verfügung. Eine alte Weisheit drückt das so aus: «Für die Torheiten der Jugend muß man im Alter büßen.»

Das Bewahren des Energiekapitals

Die Qi-Gong-Adepten in China glauben, daß jeder Mensch mit einer bestimmten Menge Lebensenergie- oder Qi-Kapital geboren wird.

Schwere Krankheiten, Verletzungen oder größere Operationen erschöpfen das Lebensenergie-Kapital eines Menschen außerordentlich. Entweder gelingt es, das Guthaben wieder aufzufüllen, oder man muß mit dem Defizit bis zum Tode weiterleben. Qi-Gong ist das einzige ungefährliche Mittel, das die verlorene Energie ersetzen, das Defizit rückgängig machen und den Menschen wieder ein normales Leben ermöglichen kann.

Die zentralen Reserven

Offensichtlich läßt sich durch vollwertige Nahrung, angemessene Übungen und bescheidene Lebensführung ein gewisses Maß an Qi erzeugen, das den Alltagsbedarf deckt und das allgemeine Wohlbefinden fördert. Leider hilft eine derartige Disziplin nicht, die zentralen Reserven aufzufüllen. Permanenter Streß im Alltag verbraucht die Zentralreserven so schnell, daß es schließlich zu diversen Krankheiten kommen kann. Diese Reserven sind für Notfälle und Krankheiten vorgesehen, nicht für die täglichen Belastungen. Wer sein Leben vernünftig einrichtet, gewinnt mehr als die durchschnittlichen Energiereserven, um sich gegen bevorstehende Entbehrungen zu wappnen; wer aber die zentralen Reserven vergrößert, steigt, energetisch gesehen, vom «armen zum reichen Menschen» auf.

Wenn die Reserven eines Menschen überdurchschnittlich zunehmen, dann verschwinden die meisten Schmerzen, Verkrampfungen und allgemeinen Unpäßlichkeiten des Lebens. Regelmäßiges Üben von Qi-Gong (oder Taijiquan) ist eine kluge Investition für die Zukunft, so wie tägliches Sparen kleiner Beträge schließlich zu einem großen Vermögen führt. Der Weg des Qi-Gong führt also nicht zur schnellen, kurzfristigen Belohnung, obgleich sich zunehmendes Wohlbefinden und körperliche Behaglichkeit sehr bald einstellen. Der wahre Wert dieser Übungen wird erst mit den Jahren deutlich sichtbar, wenn die Energie immer weiter wächst.

Das energetische Grundprinzip des Qi-Gong:
Himmel, Erde und Mensch

Alle Übungen des Taijiquan wie auch des Qi-Gong stützen sich auf die chinesischen Konzepte von Himmel, Erde und Mensch («tian, di, ren»). Die Energie der Erde wird durch die Verwurzelung aufgenommen; die Wurzel befindet sich an der Stelle im Boden, wo die Füße stehen. Die Energie des Himmels fließt am Scheitelpunkt in das System hinein. Wir, die Menschen, befinden uns in der Mitte und brauchen die Energie aus diesen beiden Quellen nur aufzufangen. Das Modell von positivem und negativem Pol drängt sich förmlich auf. Wenn die beiden Pole miteinander verbunden sind, kann der Strom der Lebensenergie auf natürliche Weise fließen. Dieser Strom kann täglich verbraucht werden. Durch Übung gelingt es aber bald, ihn im Körper zu speichern, genauso wie eine Autobatterie den Ladestrom der Lichtmaschine speichert.

Der korrekte Stand
in den inneren Künsten

Die korrekte Körperhaltung

Die erste Komponente des Stehens betrifft die anatomisch korrekte Ausrichtung. Wenn die einzelnen Körperteile nicht ordentlich ausgerichtet sind, geht Energie verloren oder staut sich – wie Wasser in einer falsch angelegten und schlecht gewarteten Rohrleitung. Solche Lecks oder Stauungen treten am häufigsten in den Gelenken und ihrer unmittelbaren Umgebung auf.

Der herabfließende Energiestrom: «Himmelsenergie»

Beim zweiten Strukturelement geht es darum, das Qi in einem rein energetischen Prozeß vom Himmel durch den Körper und in die Erde zu leiten. Den meisten Menschen im Westen ist das elementare Prinzip des Qi-Gong und des Nei-Gong nicht bekannt, nach dem die vom Himmel herabfließende Energie für das allgemeine Wohlbefinden sorgt.

Das menschliche Energiesystem läßt sich, wie schon gesagt, mit einem elektrischen Stromkreis vergleichen. Bevor Strom durch einen Draht geschickt werden kann, muß das System auf den zu erwartenden Widerstand und auf ausreichende Isolierung geprüft werden. Wenn das nicht der Fall ist, brennt die Leitung durch, oder es gibt einen Kurzschluß. Aus chinesischer Sicht (oder vom Standpunkt indischer Yogis) ist es gar nicht so schwierig, viel Energie zu erzeugen. Die Aufgabe besteht eher darin, ein geeignetes Leitungssystem zu schaffen, um diesen Strom auch nutzen zu können. Aus diesem Grunde müssen die Anfänger reichlich Zeit für die Installation der Sicherungen und den Aufbau des nötigen Innenwiderstands verwenden, damit das System nicht durch die Aufnahme von zuviel Energie in zu kurzer Zeit zerstört wird.

Folgerichtig bedeutet das für die Praxis, daß in jeder Qi-Gong- oder Nei-Gong-Übung, bevor Qi durch einen bestimmten Teilabschnitt geschickt wird, die körperliche Widerstandskraft dem erhöhten Durchfluß angepaßt werden muß. Je stärker der Energiestrom ist, um so größer muß der «Leitungsquerschnitt» sein und um so stärker müssen «Isolation» und «Sicherungen» gewählt werden.

Im Qi-Gong und im Nei-Gong wird die Leistungsfähigkeit des Energiesystems durch Steigerung des abwärts fließenden, vom Himmel kommenden Qi verbessert. Das hilft auch, Blockaden zu beseitigen und die Leitfähigkeit des Nervensystems für aufwärts fließende Energie zu stärken. Nun können Sie sicher besser verstehen, warum am Anfang soviel Zeit und Anstrengung aufgewandt wird, die Energie zu erden, statt ihren Aufwärtsfluß zu fördern.

Viele Menschen verspüren beim Qi-Gong-Stehen zuweilen ein unwillkürliches Schütteln. Diese Reaktion ist typisch, wenn der Körper festsitzende physische oder emotionale Energie auflöst. Das gleiche Phänomen tritt auch bei Akupunkturbehandlungen auf: die freiwerdende Energie läßt statt der

Nadel den Körper vibrieren. Im allgemeinen bemächtigt sich jedoch die blockierte Energie der Nadel, wenn sie in einen blockierten Punkt gesetzt wird, und läßt sie erzittern. Die Nadel hört erst auf zu vibrieren, wenn die Blockade beseitigt und der Meridian wieder geöffnet ist.

So wie die alltäglichen Blockaden mit der abwärts fließenden Energie beseitigt werden, lassen sich auch chronische Energiestaus auflösen. Die bei diesen Prozessen freigesetzte Energie kann der Körper leicht und problemlos weiterverwenden. Zu den einzigen beunruhigenden Symptomen kann es nach der Beseitigung extrem starker Blockaden kommen, wenn sich vorübergehend starke Müdigkeit einstellt, weil der Körper Giftstoffe ausscheidet und sich im Übergang von einem niedrigen zu einem höheren Energiezustand befindet. Das sollte keine Besorgnis auslösen, sondern als gutes Zeichen gelten. Nachdem dieser Übergang abgeschlossen ist, wird der Übende mehr Energie und Vitalität als zuvor besitzen.

Der aufsteigende Qi-Fluß: «Erdenergie»

Der dritte Abschnitt behandelt die im Körper aufwärts fließende Energie, sie kommt aus dem Boden und steigt bis über den Kopf hinauf – von der Erde zum Himmel. Viele Energieschulen pflegen diesen Energiestrom wegen seiner spirituellen Wirkung mit besonderem Nachdruck. In dieser Übungsphase des Qi-Gong erleben die Schüler die ersten «spirituellen Phänomene», zum Beispiel psychische Erlebnisse, Visionen, innere Klänge und außerkörperliche Erfahrungen sowie, um aufrichtig zu sein, alle möglichen Halluzinationen, überirdische Zustände und Trennungen vom eigenen Körper.

Wenn die Energie gleichmäßig, kräftig und natürlich durch Ihren Körper fließt, verspüren Sie Wohlbehagen, Leichtigkeit und entspannte Klarheit. Die oben genannten Erfahrungen, die Sie positiv oder negativ erfahren, werden von gestautem Qi verursacht. Wichtig ist, daß Sie sie unmißverständlich als Auswirkungen von Energieblockaden erkennen. Wenn die Blockade als unangenehm empfunden wird, drängt es einen förmlich, «sich da durchzuarbeiten». Nachdem man sich des gesamten Ballasts entledigt hat, stellt sich ein Gefühl der Befriedigung ein.

Lichter, Klänge, Visionen und ähnliche psychische Phänomene werden von vielen für außerordentlich erstrebenswert gehalten. Zu dem klassischen Köder, der in den verschiedenen manipulativen Energiemethoden ausgelegt wird, gehört es, die Betroffenen in dem Glauben zu wiegen, daß sie etwas Besonderes seien, mächtiger oder erhabener als andere, nur weil sie solche paranormalen Erlebnisse hätten und auf spektakuläre und ungewöhnliche Weise Energie aussenden können. Dies verführt schnell dazu, sich anstelle von Alkohol, Kokain oder ähnlichen suchterzeugenden Substanzen diesen psychischen Erlebnissen zuzuwenden und «energieabhängig» zu werden. Obgleich diese Energieverwirrung nicht mit der Sucht nach harten Drogen oder anderen zwanghaften Verhaltensformen zu vergleichen ist, entspricht sie doch nicht der wahren Intention dieser Qi-Gong-Übungen.

Das angenehme Gefühl und die Klarheit, welche die frei fließende Energie begleiten, vermitteln nicht die unglaublichen Energiewogen und die alle Rahmen sprengenden Kicks, die sich viele vorstellen. Es sind eher natürliche Leichtigkeit und Verbundenheit zur eigenen Persönlichkeit, zu den eigenen sozialen Handlungen und dem jeweiligen physischen, mentalen und spirituellen Körper. Es ist wie bei einem gutsitzenden Schuh: wenn er wie eine zweite Haut sitzt, vergißt man ihn und kann in der Tat leicht und bequem gehen.

Die Synthese der beiden Energieströme

Im chinesischen Qi-Gong werden achtzig Prozent an Zeit und Mühe für die Entwicklung des herabfließenden Energiestroms verwendet und zwanzig Prozent für die aufsteigende Energie, so daß alle Sicherheitsvorkehrungen installiert sind, bevor viel «Saft» durch das System fließt. Im Laufe der Geschichte haben sich sehr viele Menschen in den unterschiedlichen Ländern und Kulturen fast auschließlich auf die aufwärts fließende Energie konzentriert. Eine unabsehbare Zahl unnötiger Schäden durch Leitungsüberlastung war die Folge. (Siehe auch im Kapitel «Das korrekte Üben» für weitere, hilfreiche Informationen.)

Die Daoisten gehen davon aus, daß man den Zustand der immer und ewig vorhandenen Energie durch geistige Kraft entscheidend verändern kann. Der Geist ist dank seiner Projektionsfähigkeit und mit Unterstützung des

Nervensystems in der Lage, den Fluß der Lebensenergie zu steuern. Das Qi ist im menschlichen Körper an das Blut gebunden, dieses Qi-erfüllte Blut erreicht jede einzelne Körperzelle. Die Verbindung zwischen Geist und Qi wird von den Nerven hergestellt. Die Nerven spielen in den inneren Energie-Übungen (Qi-Gong) eine entscheidende Rolle, die Nervenbahnen sind die bisher metaphorisch erwähnten Stromkabel. Durch die Transformation der Nerven, Sie haben richtig verstanden, der konkret vorhandenen Nerven, kann der Geist das Qi steuern.

Die Nervenverbindungen des menschlichen Körpers benötigen für ihre funktionale Ausbildung länger als fast alle anderen Gewebe. Wenn sie dann erst einmal etabliert sind, verändern sie sich auch nicht so schnell wie andere Gewebe. Das bedeutet: je länger und regelmäßiger Qi-Gong geübt wird, um so dauerhafter und stabiler werden die Resultate sein. Qi-Gong bewirkt die angestrebte permanente Veränderung des Nervensystems durch behutsames und stetiges Üben.

Regeln für das Qi-Gong-Training

Üben Sie in kleinen Schritten

Obgleich in dem vorliegenden Band viel Theorie enthalten ist, geht es doch vorwiegend um die praktische Seite der Qi-Gong-Prinzipien, nämlich das Üben. Dieses Buch ist als Lernhilfe zu verstehen, in der die einzelnen Bewegungen der Reihe nach vorgestellt, Schritt für Schritt erklärt und mit hilfreichen Zeitangaben versehen sind. Jede Komponente baut auf der vorhergehenden auf. Sie sollten jeden einzelnen Übungsabschnitt erst einmal beherrschen, bevor Sie weitermachen. Wenn Sie beim Üben etwas auslassen oder vergessen, kann es passieren, daß Sie nicht nur Zeit vergeuden, sondern in Ihrer Energiestruktur auch noch Schwachstellen verursachen. Dann dauert es oft vier- bis fünfmal so lang, einen Fehler zu beheben. *Lassen Sie sich deshalb bitte Zeit!* Um das Optimum herauszuholen, sollten Sie auch aus Wißbegierde nichts überspringen, sondern sich mit jedem Übungselement in der vorgesehenen Reihenfolge beschäftigen. Falls Sie aus

Neugierde weitere Kapitel im voraus lesen, schadet das nichts, aber wenn diese Dinge solide in Ihr Leben integriert werden sollen, dann müssen Sie die Übungen schon in ihrem logischen Zusammenhang praktizieren.

Der Mensch kann simultan unbeschreiblich große Informationsmengen empfangen. Es besteht jedoch ein entscheidender Unterschied dazwischen, ob man etwas nur aufnimmt oder auch versteht, um es dann zu nutzen. Wissenschaftliche Untersuchungen haben ergeben, daß der menschliche Geist jeweils nur etwa sieben Informationseinheiten aufnehmen kann, bevor er überlastet wird und die eingehenden Informationen völlig durcheinanderbringt. Beim Qi-Gong kommt es darauf an, den Input korrekt zu empfangen und koordiniert weiterzugeben, so daß das Gewebe und die Nerven alles aufnehmen und rekapitulieren können.

Qi-Gong beansprucht gleichermaßen intellektuelle und körperliche Aufnahmefähigkeit. Der kinästhetische Sinn für Gleichgewicht, Energie und innere körperliche Aktivitäten ist erfahrungsgemäß schwerer zu entwickeln als das rein verstandesmäßige Erkennen. Ein Akademiker soll ja auch nicht glauben, daß seine intellektuelle Kapazität ihm hilft, schneller Handball spielen zu lernen als jemand mit geringerer Bildung. Es ist gleichgültig, wer oder was Sie sind: Qi-Gong muß behutsam und schrittweise gelernt werden. Machen Sie sich keine Sorgen, wenn Sie langsamere Fortschritte machen als die anderen.

Nehmen Sie Ihr Qi langsam auf

Nach zwanzig Jahren Lehrerfahrung mit Menschen aller Altersstufen, körperlicher Fähigkeiten und intellektueller Begabungen ist mir klar geworden, daß man Qi-Gong am besten durch systematisches Wiederholen lernt. Wenn die Prinzipien im Unterricht nicht durch geschickte Planung permanent wiederholt werden, können die Teilnehmer wohl behaupten und glauben, daß sie alles verstanden haben – aber in Wirklichkeit stimmt das nicht. Lassen Sie sich also Zeit, und beachten Sie die Anweisungen peinlich genau.

Die Qi-Gong-Elementarübungen

Die Elementarübungen bestehen aus sechs Teilen. Als erstes kommt die fundamentale Qi-Gong-Standmeditation. An zweiter Stelle folgen die Wolkenhände, in denen die inneren Prinzipien, die Sie bei der Standübung kennengelernt haben, zu einer Gesamtkörperübung mit Synergieeffekt zusammengefaßt werden. Hierbei lernen Sie auch die äußerst wichtige Koordination der Handbewegungen des Taijiquan kennen. Die nächsten drei Übungen sind Schwungbewegungen, die hauptsächlich die Arm- und Beingelenke beweglicher machen («öffnen») und die inneren Organe mit Energie versorgen sollen. Der sechste Abschnitt befaßt sich mit der Dehnung der Wirbelsäule, diese Übung unterscheidet sich deutlich von den vorhergehenden. Das wichtigste Ziel ist die umfassende Kontrolle über jeden einzelnen Wirbel, die damit verbundenen Nerven und den zugehörigen Qi-Fluß.

Fangen wir also jetzt an, die Bewegungen zu erlernen!

3

Die Qi-Gong-Standmeditation

Das Auflösen von Energieblockaden und Freihalten der Energiebahnen

Die Qi-Gong-Standmeditation, kurz Standübung genannt, chinesisch «zhanzhuang» – «fest stehen», ist eine einfache und konzentrierte Meditationshaltung zur Entwicklung der inneren Kraft. Manche Qi-Gong-Meister üben nichts anderes als diese Methode in ihrem täglichen Programm. Sie ist für Qi-Gong, Nei-Gong und Taijiquan von fundamentaler Bedeutung, weil sie die Energietore des Körpers öffnet und dadurch den freien Qi-Fluß ermöglicht. Die technischen Einzelheiten der Standübung werden in einer Folge von Anleitungen beschrieben. Üben Sie jeden Schritt so lange, bis Sie ihn vollständig beherrschen – erst dann können Sie mit dem folgenden Pensum beginnen. Anatomische und energetische Strukturmerkmale werden in jeder Übung eingehend berücksichtigt. Die «Überwachung des Energiekörpers» ist besonders wichtig, dort wird, verständlich und leicht nachvollziehbar, der innere Prozeß der Auflösung von Energieblockaden geschildert.

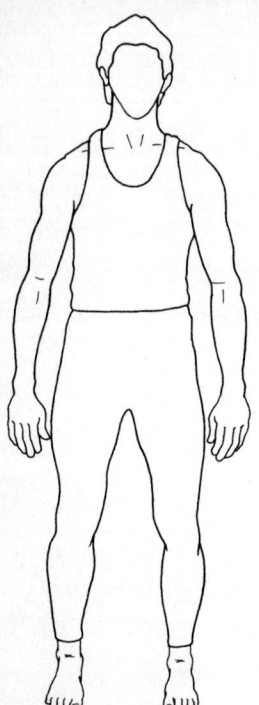

Abb. 1: Die korrekte Körperhaltung in der Qi-Gong-Standmeditation: Die Füße stehen parallel und schulterbreit auseinander.

Die Haltung

Die Fußstellung

Der Fußabstand

Stellen Sie Ihre Füße etwa hüft- oder schulterbreit auseinander, so wie Sie es als stabil und bequem empfinden. Die korrekte Fußstellung wird sich mit fortschreitender Übung deutlich einstellen. Am einfachsten können Sie sie aus dem Verhältnis von Hüft- und Schulterbreite ableiten. Eine Person mit breiten Schultern und schmalen Hüften wird im allgemeinen die Fußstellung etwas enger wählen, d. h. sich an den Hüften orientieren. Wer dagegen schmalere Schultern und breite Hüften hat, kommt eher mit einer auf die Schultermaße abgestimmten Fußstellung zurecht. In Laufe der Zeit werden sich die linke und rechte Fußmitte nach dem linken und rechten Energiekanal des Körpers ausrichten.

Die Parallelstellung der Füße

Die Knie sollten leicht gebeugt sein und die Füße parallel zueinander stehen. Parallele Stellung bedeutet, daß der Abstand zwischen den beiden großen Zehen ebenso groß ist wie zwischen den Fersen. Der eine Fuß sollte weder etwas vor noch hinter dem anderen Fuß stehen. Wenn der Fußabstand 35 cm beträgt, sollte der Abstand auch zwischen den großen Zehen, den Fersen und den Knien 35 cm betragen.

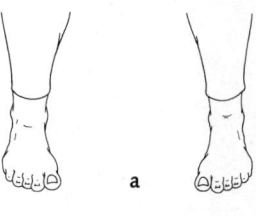

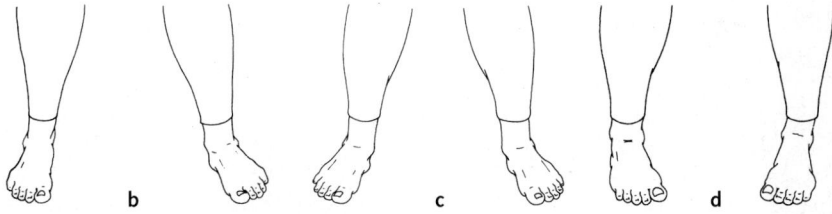

Abb. 2: (a) Richtig: Die Füße stehen parallel.
(b) Falsch: Ein Fuß ist nach außen gestellt.
(c) Falsch: Beide Fußspitzen sind nach außen gedreht.
(d) Falsch: Die Fußspitzen sind einwärts gedreht.

Die Ausrichtung der Wirbelsäule

Das Steißbein

Die Steißbeinspitze muß senkrecht nach unten weisen und nicht schräg nach hinten-unten wie im normalen Stand. Der untere Rücken (die Lendenwirbelsäule) sollte absolut senkrecht stehen. Die gesunde, funktionstüchtige Wirbelsäule zeichnet sich durch eine natürliche S-Form aus, mit Kurven im Lenden-, Brust- und Halsbereich. Bei der hier vorgestellten Standübung muß dagegen der untere Abschnitt der Wirbelsäule aufgerichtet werden.

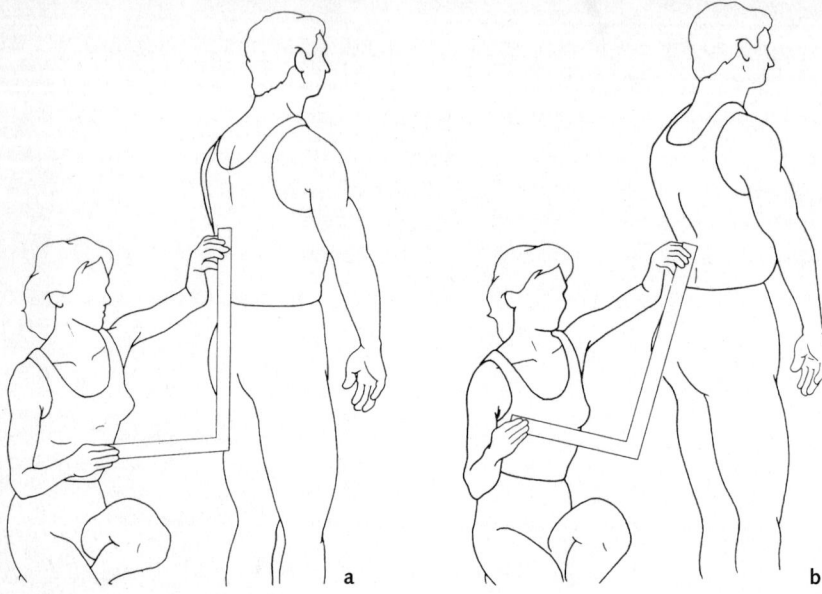

Abb. 3: (a) Richtig: Der untere Rücken (Lendenwirbelsäule) steht aufrecht und im rechten Winkel zum Boden.
(b) Falsch: Hohlkreuz, das Gesäß steht vor.

Die sanfte Streckung der Wirbelsäule

Ihre Wirbelsäule sollte sanft gestreckt werden, indem Sie erstens die Hüften vorsichtig einrollen und zweitens mit Hilfe der tieferliegenden Rückenmuskeln die Nierengegend leicht nach hinten drücken. Diese beiden Korrekturbewegungen richten den unteren Teil der Wirbelsäule vollständig auf.

Schlanke oder Normalgewichtige können die anatomische Struktur am einfachsten am Gesäß kontrollieren. Wenn die Gesäßbacken nach hinten vorstehen, ist die Haltung nicht einwandfrei. Bei Menschen mit kräftiger Statur kann leicht der Eindruck entstehen, das Gesäß schwenke aus, selbst wenn der untere Rücken ordentlich aufgerichtet ist.

Der Rest des Rückens sollte soweit wie möglich lotrecht stehen und nicht in irgendeine Richtung neigen.

Hals und Kopf

Die schwerelose Haltung des Kopfes
Der Hals und der Kopf müssen entspannt und
aufrecht gehalten werden. Der Scheitel ist der
höchste Punkt der senkrechten Körperachse.
Wenn sich Hals und Schultern entspannen, neigt
sich der Kopf leicht.

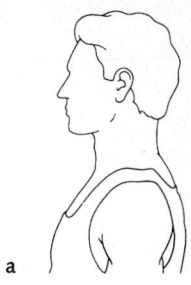

a

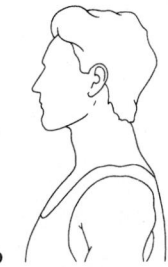

b

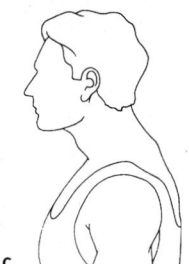

c

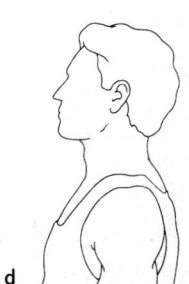

d

Abb. 4: (a) Richtig: Der Hals ist aufgerichtet, der Kopf angehoben.
(b) Falsch: Der Kopf ist leicht nach vorn geschoben.
(c) Falsch: Der Kopf ist weit nach vorn geschoben, das Kinn ragt vor.
(d) Falsch: Der Kopf ist zurückgeworfen, das Kinn angehoben.

Der Kopf sollte zwar aufgerichtet bleiben, eine leichte Neigung nach vorn
ist aber akzeptabel. Wichtig ist, das Hinterhauptsbein vom Atlas, dem ersten Halswirbel, abzuheben (d. h. den gesamten Schädel vorsichtig vom
Hals zu heben), um den auf den Halswirbeln lastenden Druck zu verringern. Die Chinesen vergleichen diese Bewegung mit dem Abheben eines
Hútes vom Kleiderhaken.
Dieses wichtige Haltungsprinzip des Qi-Gong, das für alle Elementarübungen gilt, heißt auf chinesisch «ding» – «den Kopf heben». Mit dieser Korrektur dehnen Sie auch das Rückenmark im Bereich der Halswirbelsäule
und verhindern, daß das Gewicht des Schädels die Halswirbelsäule zusam-
menpreßt oder aus der normalen Lage bringt und den Qi-Fluß und/oder die
Nervenverbindung vom Hinterhirn (Rautenhirn) zum Rückenmark unter-

bricht. Solche Störungen treten auf, wenn der gesamte Druck auf den beiden oberen Halswirbeln, Atlas und Axis, lastet. Die «ding»-Haltung muß auch bei allen anderen inneren Übungen während des Stehens, des Sitzens oder der Bewegung beachtet werden. Sie halten dazu als erstes den Hals völlig senkrecht und ziehen anschließend den Unterkiefer leicht zurück, so daß die Augen und der Unterkiefer auf einer senkrechten Linie liegen. Der Scheitelpunkt bewegt sich dadurch weiter nach oben. Mit diesen Korrekturen strecken Sie die Halswirbelsäule ganz behutsam und heben den Schädel vorsichtig an. Achten Sie darauf, daß keine Spannungen oder Verkrampfungen im Unterkiefer, Hals und Kopf oder in den Schultern entstehen.

Augen und Zunge

Hinweise für Anfänger
Als Anfänger sollten Sie beim Stehen die Augen schließen, um die Konzentration nach innen zu erleichtern. Es gibt viele Übungen, bei denen die Augen geöffnet bleiben, diese sind für Anfänger nicht zu empfehlen. Anfänger benötigen ihre ungeteilte Aufmerksamkeit, um alle inneren Vorgänge ohne Störung beobachten zu können.
Die Zungenspitze halten Sie bei allen Qi-Gong-Übungen deutlich fühlbar gegen den Gaumen. Diese Berührung ist unbedingt nötig, um den kleinen Energiekreislauf zu schließen. Dieses energetische Subsystem besteht aus den beiden wichtigsten Yang- und Yin-Energieströmen des Körpers. (Siehe auch den Abschnitt am Ende dieses Kapitels.)

Der Brustkorb

Die Form des Brustkorbs
«han xiong ba bei» («Mache die Brust rund und hebe die Wirbelsäule») ist in allen daoistischen Meditationsmethoden, inneren Kampfkünsten und Qi-Gong-Systemen ein weiteres elementares Haltungsprinzip. «han xiong» bedeutet, den Brustkorb wie eine Sanduhr zu formen – in der Waagerechten und in der Senkrechten. Der Brustkorb ist entspannt, die Schultern sinken locker nach unten, und der Bauch ragt gewölbt und gesenkt wie

bei einem Sumo-Kämpfer stolz hervor. Die Standardhaltung des westlichen Militärs, die verlangt, die Brust rauszudrücken, den Bauch einzuziehen und Schultern und Gesäß zurückzunehmen, ist genau das Gegenteil der entspannten Haltung.

Die Ausdehnung des Brustkorbs

Die Brust darf auf keinen Fall eingezogen oder zusammengepreßt werden, weil dann auch die Lunge zusammengepreßt wird. Wenn Sie die Lunge locker senken, empfinden Sie von der vorderen Schulterkante über den Bauch bis zu den Hüften ein Gefühl des Sinkens und des Öffnens. An den Seiten können Sie spüren, wie sich der Brustkorb und die Rippen entspannen und weiten. Dadurch gewinnt die Brust ihr volles und uneingeschränktes Volumen.

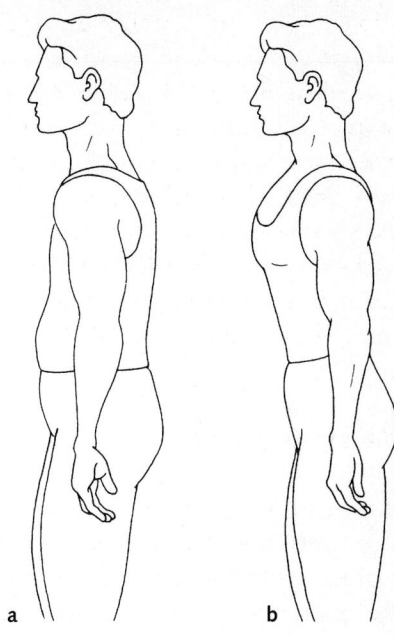

Abb. 5: (a) Richtig: Der Brustkorb ist gesunken und rund, der Bauch entspannt und der Rücken aufrecht.
(b) Falsch: Die Brust ist rausgedrückt, der Bauch gespannt und der Rücken hohl.

Diese Korrekturen sind nicht nur anatomisch, sondern auch energetisch wichtig. Das «dantian», oder Zinnoberfeld, ist ein Qi- oder Energie-Speicher im Unterbauch. Dort kann das Qi durch die Abwärtsentspannung der Brust aus dem Oberkörper nach unten sinken und sich wie in einer Schüssel sammeln. Bei gehobener Brust steigt das Qi eher aufwärts, statt zu sinken, was aufbrausende oder aggressive Regungen erzeugt. In den äußeren Kampfkünsten wird dieses Phänomen als «ti xiong» bezeichnet, auf deutsch «die Brust heben». «ti xiong» fördert den klassischen V-förmigen Körper mit übermäßig ausgeprägter Brust- und Armmuskulatur.

Die Entspannung des Brustkorbs

«han xiong» (gerundete Brust) – diese Anweisung folgt der daoistischen Lehrmeinung, daß man einen Körper wie ein Kind haben sollte, weil Kinder völlig natürlich und unverkrampft und deshalb auf so beneidenswerte und natürliche Weise leistungsfähig sind. Kinder, und besonders die Babys, haben, bevor sie die Erwachsenen kopieren, runde Bäuche und entspannte Oberkörper. Im Verhältnis zu ihrer Größe sind Babys stärker und besitzen mehr Energie als Erwachsene. Testen Sie einmal, wie stark ein Kind im Verhältnis zu seiner Körpergröße ist, und wie entspannt… Beobachten Sie auch, wie unendlich lange Kleinkinder schreien können, ohne schwächer zu werden – die meisten Erwachsenen würden das nicht so lange aushalten.

Die Daoisten haben herausgefunden, was Kinder und Tiere (die ebenfalls nicht verkrampft sind) gemeinsam haben. Beide atmen aus dem Bauch und haben einen entspannten Brustkorb, dadurch können die inneren Organe sinken und werden bei jedem Atemzug und durch jede Körperbewegung massiert. Betrachten Sie Katzen oder Hunde, Kühe oder Pferde, und sehen Sie, wie deren Bäuche beim Gehen zu den Seiten schwingen. Dabei werden die inneren Organe leicht zusammengepreßt. Dieses «Quetschen» stärkt sie etwa in der Weise, wie Muskeln durch Massage gesünder und kräftiger werden.

Die innere Organmassage

Die Gladiatoren im alten Rom wurden regelmäßig während des Trainings und besonders am Morgen vor einem Kampf massiert, damit sie gute Leistungen bieten konnten. Der gleiche Effekt läßt sich durch Entspannung des Brustkorbs und das Sinkenlassen der inneren Organe erzielen. Dagegen werden im klassischen, V-förmigen Oberkörper die inneren Organe hochgedrückt und fast unbeweglich festgehalten und dadurch der Rumpf in ein oberes, mittleres und unteres Drittel unterteilt. Die Massage der inneren Organe durch Veränderung der Druckverhältnisse, d. h. bedingt durch Atmung und Bewegung, wird ebenfalls deutlich reduziert.

Die inneren Druckverhältnisse spielen deshalb eine äußerst wichtige Rolle, weil sie das endokrine System, d. h. die inneren Drüsen, zu maximaler Sekretion anregen. Ein vergleichbarer produktiver Innendruck wird beim Hatha-Yoga erzeugt (dort fördert man aber auch den V-förmigen Oberkörper). Die Asanas des Hatha-Yoga stimulieren aber nicht alle Drüsen gleichzeitig, sondern es gibt für jede Drüse eine spezielle Übung. Bei den Standübungen und im gesamten Nei-Gong werden alle Subsysteme des Körpers simultan angeregt. Zu guter Letzt profitieren Sie noch davon, daß der Brustkorb entspannt und die Energie zum «dantian» sinkt, weil Ihr Qi dort wie auf einem Bankkonto aufbewahrt wird und bei Bedarf zur Verfügung steht.

Die Dehnung von Wirbelsäule und Schulterblättern

Das Prinzip «ba bei» bezieht sich auf die Wirbelsäule. Die Lungenflügel sollen sich ausdehnen und öffnen, um freies Atmen zu ermöglichen. Die Übungen, die den V-förmigen Oberkörper favorisieren, drücken die Brust nach vorn (sie erhält eine konvexe Form). Der Rücken wird hohl, während die Schulterblätter sich heben und Richtung Wirbelsäule aufeinander zubewegen. Dagegen treten beim korrekten «inneren» Aufrichten der Wirbelsäule folgende zwei Wirkungen ein:

Erstens streckt sich die Wirbelsäule spürbar nach oben, so als ob sie heraufgezogen würde. Das nimmt die Kurve aus dem oberen Rücken. «ba» bedeutet im Chinesischen «etwas herausziehen», so wie man Gras oder Kraut aus dem Boden zieht. Rücken und Wirbelsäule bewegen sich aufwärts, während die Brust abwärts sinkt. Das verschafft den Lungen reichlich Raum in der vertikalen Dimension.

Zweitens wird der Rücken auf der horizontalen Ebene völlig gerundet. Statt die Schulterblätter, wie beim Militar, nach vorn zu richten, können Sie sie soweit wie möglich abwärts und zur Seite dehnen, so daß die Lungen auch nach hinten Raum gewinnen.

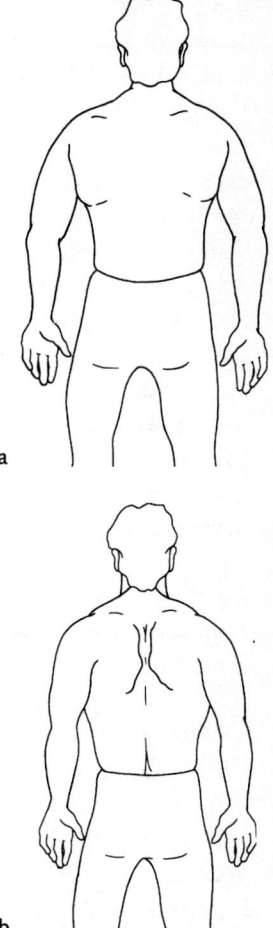

a

b

Abb. 6: (a) Richtig: Die Schulterblätter dehnen sich zur Seite, die Schultern drehen nach vorn. (b) Falsch: Die Schulterblätter bewegen sich zur Wirbelsäule, die Schultergelenke sind zurückgezogen.

Wenn diese beiden Korrekturen mit dem Aufrichten der Lendenwirbelsäule kombiniert werden, ergeben sich, quasi als Nettogewinn, zahlreiche Yin-Yang-Abstimmungen, die das exakte Gegenteil der militärischen Haltung mit V-förmigem Oberkörper bewirken.

Bei der militärisch strengen Standardausrichtung wird die Brust herausgedrückt und das Gesäß nach hinten bewegt. In der daoistischen Haltung wird die Brust halbmondförmig einwärts gerundet, und der Rücken bleibt flach, während das Becken in eine waagerechte Lage (nach vorn) gekippt wird. Die Soldaten ziehen den Bauch ein und heben die Brust hervor, in den daoistischen Formen hingegen entspannt sich die Brust nach unten, und der Bauch senkt sich. Schließlich wird in der militärischen Haltung die Wirbelsäule am oberen und unteren Ende deutlich gekrümmt, nach daoistischen Anforderungen sollen diese beiden Abschnitte grundsätzlich gedehnt werden.

Die daoistische Haltung erleichtert es auch, so wie Opernsänger und Babys natürlich aus dem Zwerchfell zu atmen. Die Daoisten halten diese Art des Atmens für Erwachsene als geradezu ideal.

Der Kleine Himmlische Energiekreislauf

Vom Becken hinauf zu den Rippen sollen die inneren schrägen Bauchmuskeln (Musculi interni abdomini) an den Körperseiten (in der Taille) eine aufwärts gerichtete Hebe- oder Zugbewegung durchführen, um abwärts gerichteten Druck zu verhindern. Diese Muskelbewegung hilft der Lendenwirbelsäule sich aufzurichten und sorgt für reichlich Abstand zwischen den einzelnen Wirbeln. Die Hebetätigkeit der Muskeln vollzieht sich zeitgleich mit dem abwärts gerichteten Sinken auf der Vorderseite des Oberkörpers, so daß im Rumpf, zwischen Solar plexus und Hüften, gleichzeitig eine sinkende und eine hebende Bewegung stattfinden.

Das Aufrichten der Wirbelsäule und das Sinken der inneren Organe und des Qi erzeugen gemeinsam den Kleinen Himmlischen Energiekreislauf, zuweilen auch Mikrokosmischer oder Kleiner Kreislauf genannt. Der chinesische Begriff lautet «xiao yun tian». Dieses Energiesystem wird seit Jahrtausenden offen beschrieben und geübt.

Es gibt noch tiefere, geheimere und höhere esoterische Aspekte dieser Methode. Sie dürfen aber nur unter strikter Anleitung eines Lehrers geübt werden, um schwerwiegende körperliche Schäden zu vermeiden. Die in diesem Buch beschriebene Methode zum Kleinen Kreislauf ist den Interessierten in China wohl weitgehend bekannt und kann auch von Ihnen unbesorgt geübt werden. Einige Energieübungen werden zu Recht geheimgehalten, weil ihre öffentliche Verbreitung so gefährlich wäre wie eine geladene Waffe in Kinderhand. Viele Qi-Gong-Techniken unterrichten die Meister erst, wenn der Schüler die nötige Reife und Erfahrung nachweisen kann.

Die Hände

Die Handflächen weisen rückwärts, die Hände berühren mit der Daumenseite die Oberschenkel. Diese Haltung ist, energetisch betrachtet, die neutralste. Sie ist ideal für Anfänger, wenn diese die Qi-Gong-Standmeditation üben. Besonders die Achselhöhlen werden dadurch offengehalten, so daß das Qi im rechten und linken Energiekanal unbehindert fließen kann.

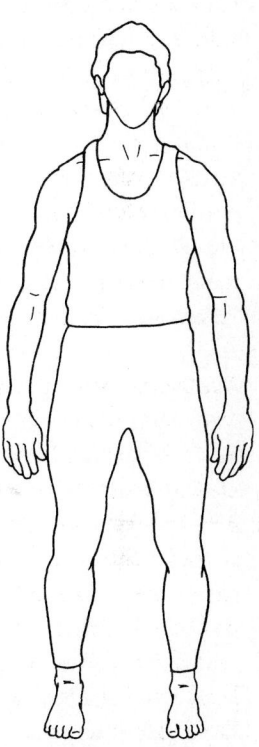

Die Überwachung des Energiekörpers

Energetische Disharmonien

Während Sie in der zuvor beschriebenen korrekten Haltung stehen, überprüfen Sie das Innere Ihres Körpers von oben bis unten, vom Scheitel bis zur Sohle. Achten Sie darauf, ob irgendwo Spannungen, Kräfte, Beschwerden oder sonstige Unregelmäßigkeiten auftreten. Kümmern Sie sich besonders um jene Partien, in denen ein ungewohntes Gefühl entsteht, das Sie sich nicht erklären können. Gehen Sie jeder Gewebe- oder Muskelkontraktion und jedes Energiestaus auf den Grund. Vom Scheitel abwärts bis zu den Fußsohlen erkunden Sie Millimeter für Millimeter das Innere Ihres Körpers.

Abb. 7: Die korrekte Körperhaltung in der Qi-Gong-Standmeditation: Die Füße stehen parallel, die Wirbelsäule ist aufge-richtet, der Kopf angehoben, die Brust gesenkt, der Bauch entspannt, die Schultern sind rund.

Listen Sie ganz einfach auf, was Sie fühlen. Merken Sie sich jede Stelle, wie klein und unscheinbar sie auch sein mag, auf welche die eben genannten Kriterien zutreffen. Setzen Sie diesen Beobachtungsprozeß, wenn es geht, bis unter die Füße fort. Machen Sie sich keine Sorgen, falls es nicht gleich vollständig gelingt – die Fähigkeit zur inneren Beobachtung entwickelt sich mit der Zeit. Es muß aber mit aller Deutlichkeit darauf hingewiesen werden, daß Sie mit diesen gefühlten Stellen vorläufig nichts machen sollen. Nehmen Sie sie nur deutlich und bewußt wahr und merken sich ihre genaue Lage.

Nützliche Hinweise für das Wecken des Qi

Lassen Sie sich Zeit

Gewöhnlich dauert es zwischen fünfzehn und sechzig Minuten, um diesen Prozeß vollständig durchzuführen. Wenn Sie glauben, das Qi in zwei oder drei Minuten wecken zu können, dann üben Sie mit Sicherheit nicht korrekt.

Die innere Überwachung
ist eine konkrete sinnliche Erfahrung

Bei Ihrer inneren Inspektion haben Sie unter Umständen nicht Ihren Körper gefühlt, sondern, was sehr viel leichter fällt, ihn nur visualisiert. Vielleicht gefallen Ihnen gewisse Dinge nicht, die Sie gefühlt haben, aber diese Stellen verschwinden nicht, wenn Sie sie verdrängen oder bewußt übersehen – Sie müssen sie akzeptieren. Sie dürfen sich über Ihren inneren Zustand kein falsches Bild machen.
Mit der Zeit werden Sie ohnehin die Kraft gewinnen, alle inneren Blockaden aufzulösen.

Die Sensibilisierung der Nerven

Eines der Hauptziele des Qi-Gong besteht darin, eine gänzlich neue Dimension des Fühlens zu entwickeln. Der Unterschied zwischen einem beidseitig Gelähmten und einer Durchschnittsperson ist etwa so groß wie der Kontrast zwischen Ihrer jetzigen Fähigkeit, den inneren Zustand zu spüren, und der zukünftigen Sensibilität, wenn Sie erst einmal durch regelmäßige Qi-

Gong-Übungen ein höheres Niveau erreicht haben. Seien Sie nicht enttäuscht, falls Sie anfänglich nicht so viel erspüren. Die Zeit kommt garantiert, in der Sie alles deutlich und vollständig fühlen können.

Die geistige Stabilität

Die innere Energieüberwachung ist keine rein körperliche oder geistige Übung. Sie dient vielmehr der näheren Bestimmung, Verfeinerung und Vermehrung der Lebensenergien im Körper. Von kleinen Kindern ist bekannt, daß sie sich nicht lange konzentrieren können. Die meisten Erwachsenen aber besitzen ebenfalls das, was die Chinesen als «Affengeist» bezeichnen – einen unruhigen Geist, der von Ort zu Ort springt. Der Geist des Qi-Gong-Übenden entwickelt sich so wie der eines Kindes: sehr, sehr langsam. Nur bei gemäßigtem Tempo verbessern sich Konzentration und Sensibilität für die inneren Energien.

Eile bremst den Fortschritt

Noch einmal muß darauf hingewiesen werden, daß es sich beim Qi-Wecken um einen allmählichen Entwicklungsprozeß handelt. Nur die allerwenigsten Menschen können die Qi-Gong-Übungen von Anfang an korrekt ausführen. Die Entwicklung wird um so schneller und gleichmäßiger voranschreiten, je bedächtiger und beständiger Sie üben. Mentales Anpeitschen und unrealistisch hohe Zielsetzung führen dagegen nur zu Enttäuschung, selbst wenn Sie normale Fortschritte machen.

Das trügerische Gefühl der Stärke

Die meisten Menschen betrachten Stärke als positives und nützliches Gefühl, als etwas, das alle schätzen und begehren sollten. Der Gewichtheber liebt es ebenso wie ein Manager nach einem erfolgreichen Arbeitsessen oder ein Gebrauchtwagenhändler nach einem profitbringenden Verkauf. Im Qi-Gong gilt das Gefühl der «Stärke» dagegen als Hindernis. Ein Stärkegefühl entsteht, wenn sich auf Grund von Blockaden Energie aufstaut. Das sind Blockaden, die den normalen, gleichmäßigen Energiefluß im Körper behindern. Die Paradoxie liegt in diesem Fall darin, daß Sie sich um so stärker fühlen, je schwächer Ihr Qi fließt. Das ideale Energiegefühl, das Sie an jeder Stelle Ihres Körpers wahrnehmen können, entwickelt sich folgendermaßen:

1. entspannt,
2. wohlig, mit der Empfindung unkomplizierten Fließens,
3. ausgefüllt und ausgeglichen,
4. als absolute Leere gepaart mit Energie.

Nur bei blockierter Energie stellen sich die ungewöhnlichen Gefühlswahrnehmungen ein. Menschen, die nur in reiner, frischer Luft aufgewachsen sind, würde auch nie auffallen, daß die Luft rein und frisch war. Wenn die Luft jedoch plötzlich verschmutzt wäre oder sie sich in einem Zimmer mit sehr wenig Sauerstoff befänden, würden sie sehr schnell den Unterschied in der Luftqualität feststellen.

Das Auflösen des Qi

Die Auflösungsformel: «Eis zu Wasser, Wasser zu Gas»

Wie in dem vorherigen Kapitel «Überwachung des Energiekörpers» erlernt, beginnen Sie am Scheitel und überprüfen Ihren Körper von innen her auf Spannungsgefühle, Unregelmäßigkeiten, Unpäßlichkeiten oder Kontraktionen. Die eingehenden Signale können physischer, energetischer, emotionaler oder mentaler Natur sein.

Die Blockaden, die zu diesen sinnlich wahrgenommenen Symptomen führen, müssen aufgelöst werden. Dieser Prozeß schließt die gefühlte Veränderung des Aggregatzustandes ein, so als ob sich die blockierten Stellen von Eis zu Wasser und von Wasser zu Gas umwandelten: von sehr dichter Substanz (Eis) zu weniger verdichteter (Wasser). Anschließend löst sich dieser «Stoff» außerhalb des Körpers völlig auf (zu Dampf).

Das Auflösen

Wenn Sie erst einmal eine Stelle lokalisiert haben, an der Energie blockiert oder erstarrt ist und Gefühle von Kraft, Spannung, Schwäche oder Kontraktion hervorruft, beginnen Sie mit Ihren inneren Sinnen die Umrisse dieses gefrorenen Energievolumens zu «sehen». Ihr Bewußtsein konzentriert sich dann darauf, diese harte Masse zu durchdringen und die erstarrte Energie aufzutauen, bis Sie zu deren Zentrum vorgedrungen sind. Dies ist die Transformation von Eis zu Wasser. (Wenn Sie einen Eiswürfel in eine Pfanne geben und auf dem Herd erhitzen, können Sie beobachten, wie das Eis zu schmelzen beginnt und die Wärme zum Zentrum vordringt.) Ist die «gefrorene» Energiemasse in Ihrem Körper dann aufgeweicht oder flüssig (wie das Eis in der Pfanne), halten Sie Ihre Aufmerksamkeit weiter auf diese Stelle gerichtet und fahren fort, den vom «Wasser» erfüllten Raum mit Ihrem Bewußtsein stetig auszuweiten. Sie setzen diesen Prozeß so lange fort, bis Sie fühlen, wie sich die eingeschlossene Energie über die Körpergrenzen hinweg ausdehnt, etwa bis zu einem Abstand von 40 bis 50 cm. Das ist die Transformation von Wasser in den gasförmigen Zustand. So wie das Wasser in der Pfanne nicht zu verdampfen beginnt, bevor der Eiswürfel vollständig aufgetaut ist, verläuft auch die Auflösung der Energieblockade in klar getrennten Phasen. Das menschliche Energiefeld erstreckt sich zwischen 15 und 50 cm über die Körperoberfläche hinaus. Die Grenzen richten sich nach der jeweiligen Stärke des Energiefeldes. Dieses Qi-Feld nimmt negative, aus dem Körper austretende Energie auf und führt sie, zu neutraler Energie aufbereitet, in den Körper zurück. Dort kann sie, den jeweiligen Bedürfnissen angepaßt, wiederverwendet werden.

Damit Sie sich eine plastische Vorstellung von dem Auflösungsprozeß machen können, ballen Sie einmal Ihre Faust so fest, daß Ihre Fingerknöchel weiß hervortreten – damit bewirken Sie, daß sich Ihre Energie zusammenzieht. Anschließend richten Sie Ihr Bewußtsein auf Ihre Hand und dehnen die kontrahierte Energie, bis die Hand völlig entspannt ist (Eis zu Wasser). Konzentrieren Sie Ihr Bewußtsein weiter auf die Hand, bis sich Ihre Energie aus der Hand heraus in die Luft ausbreitet und Ihre Hand sich schwerelos, substanzlos und völlig fremd anfühlt (Wasser zu Gas).

In der ersten Phase (Eis zu Wasser) entspannt sich der Körper, weil der zunehmende Qi-Fluß eine bessere Durchblutung bewirkt. (Denken Sie immer daran, daß der Geist das Qi bewegt, und das Qi seinerseits das Blut und andere Körperflüssigkeiten.)

In der zweiten Phase (Wasser zu Gas) verschwinden Schmerzen und tiefsitzende körperliche Beschwerden. Später, auf fortgeschrittenen Qi-Gong-Stufen, werden auch auf dem emotionalen Sektor kritische und chronische Symptome beseitigt. In der ersten Umwandlungsphase fühlen Sie sich schon gut, aber die Ursachen und Begleitfaktoren der Energieblockaden sind noch nicht endgültig verschwunden.

In der Eis-Phase ist Ihre Energie zu einer besonders unansehnlichen Form erstarrt. Beim Wandel zur Wasser-Phase löst sich dieses Gebilde auf, wird flüssig, und Sie fühlen sich vorübergehend besser. Es bleibt aber die Möglichkeit bestehen, daß das «Wasser» wieder zu Eis erstarrt. Erst in der Gas-Phase löst sich die Struktur vollständig auf und kann als saubere, neutrale Energie in den Körper zurückgeführt werden. Dieser Vorgang vermehrt die Lebensenergie auf konstruktive Weise und steht anschließend besonders für Notfälle zur Verfügung.

Diese Auflösungstechnik muß mit Hilfe der sinnlichen Aufmerksamkeit, nicht durch bildhafte Vorstellung gemeistert werden. Viele Menschen sind visuell hoch veranlagt, zudem herrschen heute überall vorrangig Visualisierungstechniken. Die Auflösung von Blockaden ist jedoch primär eine kinästhetische oder körperlich gefühlte Erfahrung.

Der «Eis-zu-Wasser-zu-Gas»-Prozeß ist viel mehr als nur eine Entspannungstechnik. Die Entspannung allein führt nicht auch automatisch zu mehr Energie – Energie, die den Körper z. B. heilen kann. Ebenfalls kann es passieren, daß die Entspannung nur auf die Muskeln beschränkt wird und die emotionalen Blockaden unberührt läßt. Die Freisetzung von Energie im Rahmen der Qi-Auflösungstechnik wirkt sich indes auf alle Ebenen Ihrer Persönlichkeit vorteilhaft aus.

Das Auflösen im Stand

Beginnen Sie mit der Introspektion wieder auf Scheitelhöhe, und lösen Sie dort die Blockaden punktuell oder flächenmäßig so vollständig wie möglich auf, bis Sie innerlich spüren, daß sich nichts weiter auflösen läßt. Also selbst wenn Sie an dieser Stelle noch fünf Minuten, fünf Stunden oder fünf Jahre versuchten, die verbleibende Energieblockade aufzulösen, würden Sie nicht weiterkommen. Sie lassen dann alle an der ersten Position nicht gelöste Energie zum nächsten Punkt sinken, an dem sich weitere blockierte Energie befindet. Dort lösen Sie die kombinierte Blockade auf, bis Sie wieder so weit sind, daß weiteres Üben auch keine zusätzlich sichtbaren Erfolge zeigen würde. Lassen Sie die vereinigte ungelöste Energie zur dritten Position sinken, und versuchen Sie auch hier wieder, soviel wie möglich von der angesammelten erstarrten Energie aufzulösen. Machen Sie so weiter, Millimeter für Millimeter, von Blockade zu Blockade bis in den Boden unter Ihren Füßen. Kippen Sie alles hinab zur Wuzel Ihres Energiekörpers und in das Energiefeld der Erde. Lassen Sie die inneren Empfindungen durch Ihre Fußsohlen, soweit Ihr Bewußtsein reicht, in den Boden fahren.

Die Veränderlichkeit des Energiekörpers

Im Unterschied zum physischen Körper reicht der menschliche Energiekörper bis unter die Füße und über den Kopf hinaus. Wenn der erwachsene Mensch seine endgültige Größe erreicht hat, dann sind, bis auf seltene Ausnahmen, die Maße des physischen Körpers festgeschrieben. Die Größe des Energiekörpers, oder wie wir im Westen auch sagen, der Aura, kann dagegen mehr als zwanzig Zentimeter zu- oder abnehmen. Das hängt ganz von der jeweiligen Energiestärke oder -schwäche einer Person ab. So gelingt es Ihnen an manchen Tagen, das Qi nur zwei bis drei Zentimeter in den Boden zu senden, und zu anderen Zeiten schaffen Sie es metertief. Solche Schwankungen sind völlig normal, bevor der Energiekörper nicht vollständig entwickelt und stabil ist.

Die Prinzipien des Auflösens

Die alten Daoisten und die moderne Naturwissenschaft stimmen darin überein, daß die Welt aus Energie besteht, die in allen Frequenzen schwingt. Daoistisches Qi-Gong als Vorbereitung auf die daoistische, innere Alchimie folgt der wesentlichen alchimistischen Grundmethode, langsame, dichte Energieschwingungen zu feineren, schnelleren und ausgedehnteren hinaufzutransformieren. Die Erfahrungen des Altertums, und dazu gehört das alte China, haben gezeigt, daß man hinsichtlich der eigenen Energie durch geschärfte Aufmerksamkeit und konzentriertes Bewußtsein sowohl die aktuelle als auch die potentielle Stärke von Körper, Geist und Seele steigern kann. Das verhilft zu körperlicher Gesundheit, emotionaler Stabilität, geistiger Klarheit und weiteren positiven Fähigkeiten. Und letztendlich hilft es, die Entwicklung der eigenen spirituellen Natur zu unterstützen und mit der Natur des Universums eins zu werden: mit dem Dao.

Behutsamkeit beim Auflösen blockierter Energie

Setzen Sie sich und Ihr Qi nicht unter Druck! Der Daoismus ist der Weg der Behutsamkeit, der Weg des Wassers. Versuchen Sie nicht, den Strom zu schieben. Wenn Sie feststellen, daß sich eine Blockade nicht auflösen läßt, lassen Sie sie liegen und machen mit dem Rest des Körpers weiter. Irgendwann wird es Ihnen gelingen, mit solchen Rückständen fertigzuwerden – es gibt keinen Grund zur Eile.

Üben Sie das Auflösen mindestens zwei Wochen lang. Dann kann diese Übung in die nächste Stufe des Qi-Gong-Stehens integriert werden: in das «Öffnen der Energietore».

4

Das Öffnen
der Energietore

Was sind Energietore?

Als Energietore bezeichnet man die Hauptdurchgangs- und Kontrollstationen des Qi, in denen die Stärke dieser durch den Körper fließenden Lebensenergie qualitativ und quantitativ beeinflußt werden kann. Viele dieser Tore befinden sich in den Gelenken, oder genauer gesagt, im Gelenkspalt, zwischen den Knochenenden. In den ersten Wochen und Monaten der Qi-Gong-Meditation und der Auflösungsübungen sind dies die wichtigsten Stellen, an denen Blockaden beseitigt werden.

Das Konzept der «Energietore» ist nicht neu, es läßt sich weit ins chinesische Altertum zurückverfolgen. Ursprünglich hatten sich Daoisten diese Modellvorstellung geschaffen, im Laufe der Zeit ist sie von vielen anderen Traditionen aufgegriffen worden.

Die Tore sollte man sich nicht als konkrete, anatomisch lokalisierbare Stellen im menschlichen Körper vorstellen. Sie müssen mit der bewußten Aufmerksamkeit (eine der Funktionen des Geistes, chinesisch «i») gefühlt werden, da sie Bestandteile des subtilen Energiekörpers sind. Unter dem Gesichtspunkt der inneren Energie ist ihre genaue Lage immer nur ungefähr anzugeben und kann geringfügig variieren. Für Akupunkteure ist die anatomische Lokalisierung der Akupunkte ausreichend und brauchbar, weil sie sich dieser Punkte bedienen, um den Körper von hier aus zu beeinflussen. Mit Hilfe sichtbarer Markierungen bezeichnen sie die ungefähren Orte, an denen sie ihre Nadeln setzen. (Die Nadel stimuliert das Qi des Körpers auf indirekte Weise.) Zahlreiche Energietore stimmen mit Akupunkten überein, andere unterscheiden sich deutlich von ihnen. Die Energietore funktionieren etwa so wie die großen Umsetzer in elektrischen Überlandleitungen, jeder einzelne speist und sichert wieder eine Reihe von kleineren Umspannstationen. Beim Qi-Gong wird allerdings das zentrale Bewußtsein direkt mit allen Punkten verbunden. Durch konzentriertes Üben müssen Sie lernen, diese Punkte zu spüren, um Ihren Energiefluß zu lenken und den Qi-Körper mit größtmöglichem Erfolg zu stimulieren. Das Ziel ist nicht, sich ein Tor nur im Geist zu vergegenwärtigen (obgleich Anatomiekenntnisse beim Lokalisieren helfen), sondern das Tor deutlich zu spüren und die durchfließende Energiemenge zu erhöhen oder zu verringern. Gebrauchen Sie Ihr Bewußtsein mit der gleichen Leichtigkeit, mit der Sie Augen, Mund oder Hände öffnen und schließen. Denken Sie immer daran, daß sich die Energietore innerhalb Ihres Körpers befinden und daß sich ihre Größe, je nach Stärke des Qi-Körpers, ununterbrochen ändert. Folglich sind exakte Lage und Abstand von der Körperoberfläche der visuellen Analyse nicht zugänglich. Der physische Körper und die Energiekörper stimmen bekanntlich in Form und Funktion nicht überein. Ein erfahrener Qi-Gong-Praktiker kann aber diese Durchgangsstationen genauso deutlich fühlen wie andere Leute Akupunkturnadeln in ihrer Haut. Qi-Gong-Meister spüren sogar die Energietore im Körper anderer Personen.

Im großen und ganzen üben wir das «Öffnen» der Energietore in der Reihenfolge, wie sie weiter unten angegeben ist. Seien Sie sich aber immer bewußt, daß diese Anordnung nicht auf ewig eingehalten wird. Das wichtigste Gebot ist, daß die Energie und die inneren Sinneswahrnehmungen während der Auflösung von Blockaden von oben nach unten durch den Körper fließen. Im folgenden Abschnitt wird die Lage der Energietore beschrieben, die «deblockiert» werden müssen.

Die Haupt- und Nebentore

Bewegen Sie sich beim Auflösen der Blockaden nicht, wie hier beschrieben, sprungweise von Energietor zu Energietor, von Punkt zu Punkt. Lösen Sie vielmehr die Blockaden von oben nach unten auf und Front, Rücken und Seiten eines Abschnitts gleichzeitig. Die Energietore sind besonders wichtige Punkte, wenn sich Ihr Bewußtsein nach unten bewegt. Aber alle Blockaden zwischen Energietoren sind ebenso zu beachten und aufzulösen, bevor Sie das nächste, tieferliegende Energietor erreichen. Stellen Sie sich einen großen Schwall Wasser vor, der vom Kopf über Ihren Körper hinabströmt und auf seinem Wege nach unten alles mitreißt und fortspült. Genauso funktioniert die Auflösung blockierter Energie. Die Himmelsenergie fließt ständig auf uns herab, die Frage ist nur, ob wir uns ihrer bedienen können oder nicht. Dieses herabfließende «Wasser» ist die beste Abwehr gegen das «Feuer». Damit ist die aus der Erde emporsteigende Energie gemeint, die von vielen anderen spirituellen Richtungen so hoch geschätzt wird.

Kopf und Hals

Am Anfang sollte die Auflösung in allen Energietoren des Kopfes nur bis zu einer Tiefe von gut einem Zentimeter reichen, um das Gehirn nicht zu gefährden. Es gibt eine spezielle Methode des Gehirn-Qi-Gong, die aber für Anfänger noch nicht geeignet ist und nur unter direkter Aufsicht eines Meisters erlernt werden sollte.*
Nach vier bis acht Wochen regelmäßiger Übung ist es zulässig, das Gehirn auf einmal, als Ganzes, von Blockaden zu befreien. Hüten Sie sich aber davor, Energietore im Gehirn einzeln aufzulösen.

---

* Beim Üben in den verschiedenen Qi-Gong-Systemen kann es vorkommen, daß Sie einzelne Punkte im Gehirn deutlich spüren. Die energetische Verbindung dieser Punkte in spezifischen Mustern kann sich für Ungeübte als sehr gefährlich erweisen und das Gehirn nachhaltig schädigen. Andere energetische Abschnitte im Gehirn können dagegen das latente Potential des Gehirns entscheidend vergrößern. Beachten Sie also bitte, daß Sie derartige Übungen nur unter der direkten Aufsicht eines kompetenten Lehrers ausführen dürfen.

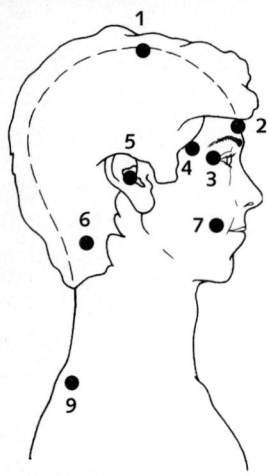

Abb. 1: Die Energietore an Kopf und Hals.

(1) Der Scheitel

Das erste aufzulösende Energietor (zur Auffrischung lesen Sie vielleicht noch einmal in Kapitel 3 nach) liegt exakt im Scheitel.*

Dieses Tor wird von den Chinesen als «bai hui» – «Treffpunkt der hundert Pfade» – bezeichnet. Wenn Sie von der Nase eine Linie über den Kopf zum Nacken ziehen und von einer Ohrenspitze zur anderen eine weitere Linie, dann schneiden sich die beiden präzise im Punkt «bai hui».

(2) Das Dritte Auge

Zwischen den Augenbrauen liegt der Punkt, der als Drittes Auge bezeichnet wird. Bei Personen mit starken psychischen Störungen sollte dieses Tor nicht aufgelöst werden, es sei denn unter Aufsicht eines Qi-Meisters.

(Dieses Energietor kann verdrängte Bereiche der Psyche offenlegen, was nur in Anwesenheit eines qualifizierten Lehrers geschehen sollte, der für die menschliche Psyche sensibilisiert ist.)

(3) Die Augen

Diese beiden Tore befinden sich direkt auf Höhe der Pupille, gerade hinter den Augäpfeln. Ihre sorgfältige Pflege ist bei visuell anstrengenden Berufen wichtig, weil sie das Qi des gesamten Sehapparates regulieren und eine Vermittlungsinstanz zum Gehirn bilden. An dieser Stelle läßt sich also visuell bedingter Streß effizient abbauen.

(4) Die Schläfen

Diese Energietore befinden sich in der Schläfenmitte, etwa auf Höhe der Ohrenspitzen.

---

* Vergessen Sie nicht, daß die Lokalisierung nur ungefähr stimmt. Die genaue Lage hängt von individuellen Bedingungen ab, die sich zudem abhängig von der organisch-energetischen Befindlichkeit täglich minimal ändert. Die Energietore sind nur durch bewußte, nach innen gerichtete Aufmerksamkeit zu finden.

(5) Die Ohren

Das nächste Tor liegt im Zentrum des Ohres, etwa am Ende des ersten Viertels des Gehörganges. (Mit Ausnahme der Punkte auf der Mittellinie des Körpers gibt es von den anderen Energietoren je eine Ausführung auf der linken und rechten Körperhälfte.)

(6) Die Schädelbasis

Der Punkt liegt am Hinterkopf, dort, wo die Wirbelsäule (der 1. Halswirbel oder Atlas) und das Hinterhauptsbein (Os occipitale) des Schädels aufeinandertreffen. Hier berühren sich auch das Rückenmark (Medulla spinalis) und der Hirnstamm.

(7) Der Gaumen

Dieses Hauptenergietor liegt dort, wo die Zunge den harten Gaumen berührt. An der gleichen Stelle vereinigen sich auch die beiden Hauptmeridiane, das Lenker- und das Dienergefäß («ren mai» und «du mai»). Den genauen Ort finden Sie, wenn Sie die Zunge an den Gaumen legen und «le» sprechen.

(7a) Der Unterkiefer

Hier existieren Nebentore, die Sie besonders bei vorübergehenden Kiefergelenksblockierungen, Kieferspannungen und Zähneknirschen überprüfen sollten. Diese Probleme sind häufig auf starke seelische und mentale Belastungen zurückzuführen. Zwei der vier Punkte für die Auflösung solcher Energieblockaden befinden sich auf dem aufsteigenden Ast des Unterkieferknochens (Ramus mandibulae) und unterhalb des Ohres in einer Vertiefung des Unterkiefergelenks (Incisura mandibulae). Die beiden anderen Nebentore liegen auf dem Boden der Mundhöhle, di-

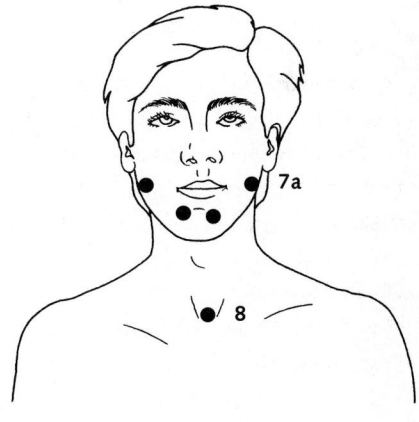

Abb. 2: Die vier Energietore am Unterkiefer und das Energietor in der Kehlengrube.

rekt hinter den Schneidezähnen. Zu ihrer genauen Bestimmung stellen Sie sich eine Senkrechte von den inneren Augenwinkeln zum Mundboden vor. Alle vier Energietore werden gleichzeitig aufgelöst.

(8) Die Kehlengrube
Die Vertiefung (Jugulum) direkt über dem Brustbein ist der Ort des letzten wichtigen Energietores im Kopf- und Halsbereich.

(9) Der siebte Halswirbel
Dieses Tor liegt auf dem großen Wirbel, der im Nacken an der Halsbasis hervorsteht.

Die Schultern

(1) Die Schultergrübchen
Das Energietor ist an der Verbindung von Schulterhöhe (Regio acromialis) und Schlüsselbein zu finden, genau gesagt am äußeren Ende des Schlüsselbeins, dem Rabenfortsatz (Acromium). Wenn Sie den Arm zur Seite anheben (seitliche Abduktion), liegt der Punkt in der sich bildenden Vertiefung auf der Schulter.

(2) Die Achselhöhle
Der Punkt befindet sich im Körper, mitten in der Achselhöhle, etwa bei einem Drittel des Abstandes von der Hautoberfläche zum Schultergrübchen.

(3) Das Schulternest
Dieses Tor liegt in der Vertiefung, der Mohrenheim-Grube (Trigonum deltoideopectorale), unter dem äußeren Ende des Schlüsselbeins auf der Höhe der Kehlengrube. Mit zunehmender Übung wird diese Stelle weich und beweglich, bis eine Vertiefung, eben das Nest, entsteht. Viele Menschen sind hier sehr verspannt und blockiert, so daß die Vertiefung nicht sofort sichtbar wird. Die Öffnung in diesem Bereich verbessert die Beweglichkeit der Arme auf spektakuläre Weise.
Das Tor ist für Frauen sehr wichtig, weil es, im Zusammenwirken mit dem Energietor im Zentrum der Brust, das weibliche Hormonsystem und insbe-

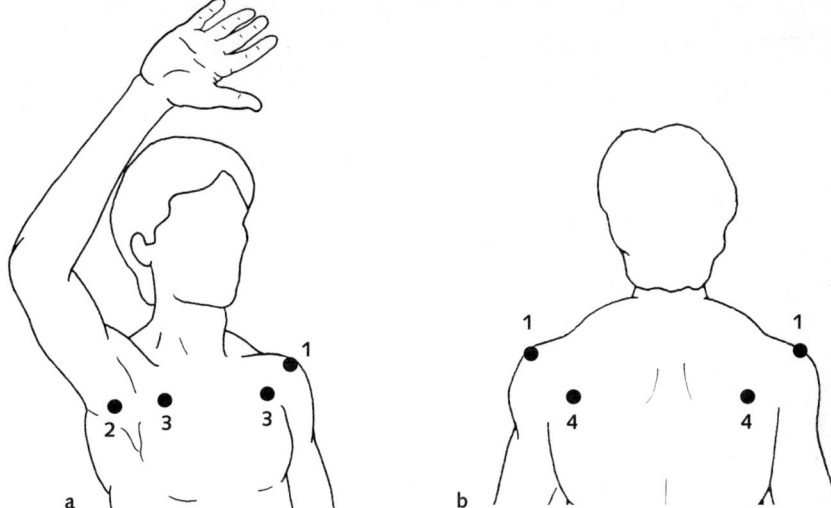

Abb.3: Der Schultergürtel: (a) Vordere Energietore. (b) Hintere Energietore.

sondere die Brustfunktion regelt. In China werden diese beiden Punkte besonders bei Qi-Gong-Behandlungen der Brust, einschließlich der Krebstherapie, verwendet.

(4) Das Zentrum des Schulterblatts

Hier befindet sich das Energietor tief im Körper, in der Mitte der Vorderfläche des Schulterblatts, d. h. auf der der Brust zugewandten Seite.

Die Arme

(1) Das Ellbogengelenk

Da das Ellbogengelenk, das Handgelenk, das Knie und der Fußknöchel die aktivsten Gelenke des Körpers sind und in vielen Richtungen bewegt werden können, ist es wichtig, erst die Nebentore im Umkreis dieser Gelenke zu entlasten, bevor Sie das jeweilige Haupttor tief im Inneren auflösen. Die Energietore am Ellbogen liegen:

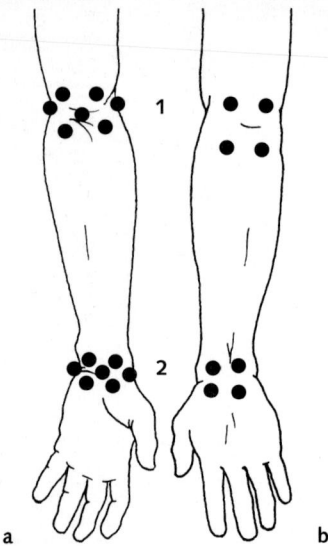

a   b

Abb. 4: Die Ellbogen und Handgelenke:
(a) Vordere Energietore.
(b) Hintere Energietore.

– auf der Rückseite: die zwei Grübchen direkt über der Ellbogenspitze und die zwei darunterliegenden (vier Nebentore).
– in der Armbeuge: je zwei Vertiefungen über und unter der Armbeuge, beiderseits der Sehnen (vier Nebentore).
– an den Seiten: in den Zentren auf beiden Seiten des Ellbogengelenks (zwei Nebentore).
– im Inneren des Gelenks: zwischen den Knochenenden von Ober- und Unterarm (ein Haupttor).

Lösen Sie erst jedes Nebentor, also auf der Rückseite, in der Armbeuge und an den Seiten, dann das Haupttor im Inneren des Gelenkes.

(2) Das Handgelenk
Hier liegen die Energietore:
– auf der Handrückenseite: zwei Vertiefungen über und zwei unter dem Gelenk, genau beiderseits einer gedachten Linie, die vom Mittelfinger über den Handrücken zum Ellbogen verläuft (vier Nebentore).
– auf der Innenseite: zwei Grübchen direkt über und unter der Gelenkfalte, beiderseits der Sehnen (vier Nebentore).
– an den Seiten: im Zentrum auf jeder Seite des Handgelenks (zwei Nebentore).
– im Inneren des Gelenks: zwischen den Knochenenden von Unterarm und Handwurzel (ein Haupttor).

(3) Die Handwurzel und die Mittelhand
Lösen Sie alle Räume in den Gelenksverbindungen zwischen den kleinen Knochen auf.

(4) Die Handfläche

Das Energiezentrum in der Mitte der Handfläche wird gewöhnlich das «Auge der Hand» genannt. Lösen Sie diesen Punkt und gleichzeitig auch das zugehörige Energietor in der Mitte des Handrückens auf. (Das Tor auf dem Handrücken ist der empfindlichste Punkt für alle, die mit ihren Händen Heilarbeit leisten.) Noch ein Hinweis: Die Mitte der Handfläche läßt sich leichter auflösen, wenn Sie auch die Blockaden zwischen Handfläche und Daumenwurzel lösen.

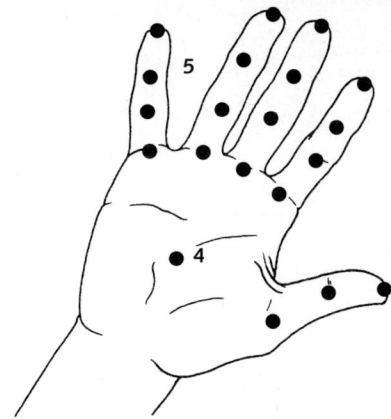

Abb. 5: Die Energietore in den Fingern und der Handfläche.

(5) Die Finger

Legen Sie beim Auflösen der Blockaden besonderen Wert auf das Zentrum jedes Fingergelenks. Schließen Sie das Auflösen ab, indem Sie sich auf die exakte Mitte der Fingerspitzen konzentrieren.

Der Rumpf

(1) Die Vorderseite des Rumpfes

Hier lösen Sie alle Blockaden in einem etwa handbreiten Streifen von den Mundwinkeln hinab über die Kehle und das Brustbein (Sternum) bis an den Solar plexus heran – den Solar plexus selbst aber nicht.

Die überwiegende Mehrheit hat die allergrößte Mühe, in diesem Abschnitt für freien Qi-Fluß zu sorgen. Die hartnäckige Blockierung muß aber vor weiteren Qi-Gong-Übun-

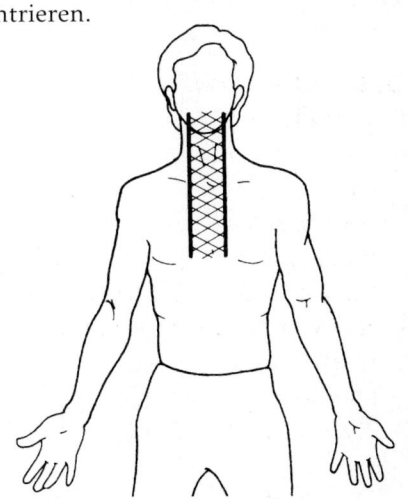

Abb. 6: Der Energiestreifen vom Mund abwärts bis an den Solar plexus.

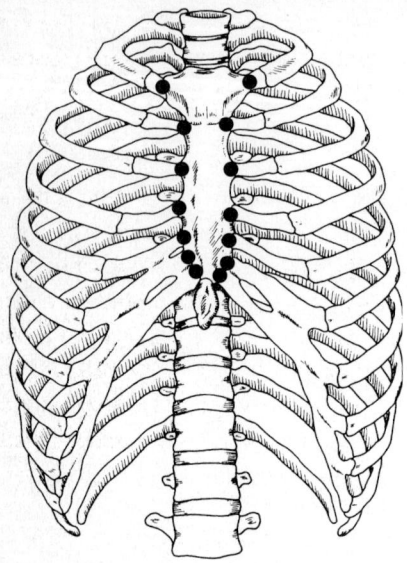

Abb. 7: Der Brustkorb: Sekundäre Energietore befinden sich überall dort, wo die Rippen das Brustbein oder die Wirbelsäule berühren.

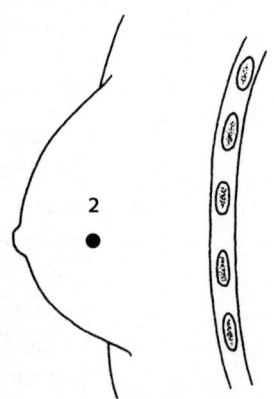

Abb. 8: Das Energietor in der Mitte der Brust.

gen unbedingt vollständig freigemacht werden.*

Ein besonderer Hinweis: Es gibt weitere Nebentore (oder sekundäre Energietore) in den Gelenken zwischen den Rippen und dem Brustbein (Articulationes sternocostales), in den Rippenzwischenräumen und in den Gelenken zwischen den Rippen und den Brustwirbeln (Articulationes costovertebrales).

(2) Das Brustzentrum der Frauen
Die Energietore in den Brüsten haben besonders viel Einfluß auf das weibliche Hormonsystem, deshalb sollten Frauen in diesem wichtigen Bereich besonders achtsam vorgehen. Diese Energietore werden in China zusammen mit denen am Schulternest in Qi-Gong-Übungen zur Prävention und akuten Behandlung von Brustkrebs aktiviert. Die beiden Tore befinden sich jeweils im Zentrum der Brust, direkt hinter den Brustwarzen.

* Im Pranayama-Yoga beispielsweise wird das Chakra der Kehle benutzt, um diesen Bereich zu öffnen.

(3) Zwischen den Schulterblättern

In dem Abschnitt zwischen den Schulterblättern und der Wirbelsäule existieren besonders viele sekundäre Energietore. Für Sportler, Tänzer und Kampfkünstler ist es außerordentlich wichtig, hier alle Tore zu öffnen. Die Kraft der Arme stammt größtenteils von hier, während ihre Beweglichkeit hauptsächlich aus dem Schulternest kommt.

(4) Der Solar plexus und der Bauch

Dieses Tor befindet sich genau unter der Brustbeinspitze. Es ist der erste weiche Punkt, wenn Sie unterhalb des Brustbeins auf den Bauch drücken.

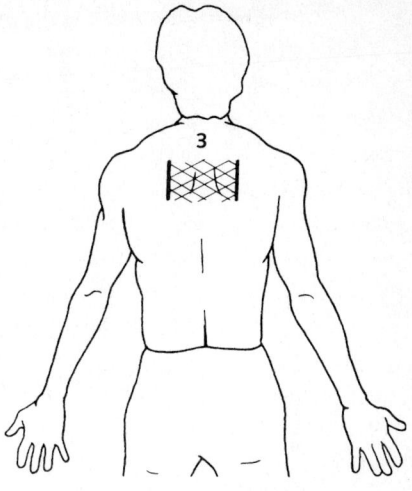

Abb. 9: Zwischen den Schulterblättern befinden sich viele sekundäre Energietore.

(5) Das untere Zinnoberfeld («dantian») und das Tor des Lebens («mingmen»)

Das untere Zinnoberfeld oder «dantian» liegt auf der senkrechten Körperachse im Rumpf, etwa vier bis fünf Zentimeter unter dem Bauchnabel.

Das Hauptenergietor «mingmen» befindet sich zwischen dem unteren Zinnoberfeld und dem Rückgrat.

Für die körperliche Gesundheit spielt das «dantian» als Einzeltor die wichtigste Rolle. Durch die ungefähre Lage in der Körpermitte ist es mit allen für die Gesundheit und das Wohlbefinden zuständigen Energie-

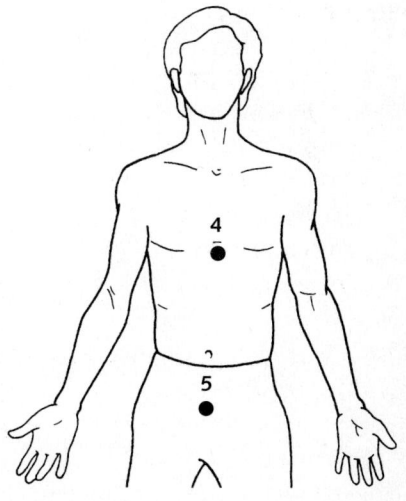

Abb. 10: Die Energietore am Solar plexus (oben) und im unteren Zinnoberfeld (unten).

bahnen verbunden, die hier durchfließen. Auf diesen energetisch zentralen Bereich im Unterbauch richtet sich das Hauptaugenmerk aller Qi-Gong-Übungen und daoistischen Alchimie-Praktiken. Die daoistischen Methoden gehen davon aus, daß die körperliche Gesundheit das unerläßliche Fundament für die weitere spirituelle Entwicklung ist. Im unteren «dantian» wird die gesamte, den physischen Körper betreffende Energie weiterbehandelt, gereinigt und erzeugt. Diese Energie kann später mit der Energie aus dem mittleren und dem oberen Zinnoberfeld für die emotionale und spirituelle Weiterentwicklung vereint werden. Berühmte Kampfkünstler in China, die kein tieferes Verständnis vom Gebrauch des unteren «dantian» besaßen, um ihre groben Gefühlsausbrüche zu zügeln, entwickelten sich schließlich zu ungewöhnlich erfolgreichen Kampf-«Tieren».

Letztlich können viele gesundheitliche Schwierigkeiten, die durch verfrühte Entwicklung der höheren psychischen Zentren entstehen, nur mit Methoden behandelt werden, die die Übung des unteren «dantian» einschließen. Aus diesem Grunde wird in den meisten Energie- und Meditationssystemen Ostasiens, von Zen über Qi-Gong zu den inneren Kampfkünsten, auch sehr auf die Entwicklung des unteren Zinnoberfeldes geachtet.

Die Energieentwicklung in einem «dantian» bedeutet nicht auch automatisch eine Energieentwicklung in den anderen «dantian». Sie sind sicher schon Menschen begegnet, die zwar körperlich gesund waren, aber emotional, psychisch und spirituell große Defizite hatten. Es ist auch nichts Ungewöhnliches, daß Adepten im emotionalen, psychischen und spirituellen Bereich weit fortgeschritten sind und gleichzeitig große gesundheitliche Probleme haben. Dies liegt daran, daß von den höheren Energiezentren stärkere energetische Belastungen ausgehen, als der Körper verkraften kann.

Viele Zen-Übende bekommen durch die Meditation unvorstellbare gesundheitliche Probleme. Sogar der erleuchtete japanische Zen-Meister Hakuin mußte einen Daoisten aufsuchen, weil er die durch langes Sitzen verursachten Schäden heilen lassen wollte. Der Chan-Buddhismus, die in China entstandene und auch noch existierende Vorstufe des Zen, enthält eine sehr wirkungsvolle körperliche Qi-Gong-Komponente, die allerdings bei der Einführung in Japan verlorenging.

Im tibetanischen Buddhismus sagt man, daß der Novize mit den ersten

100 000 Niederwerfungen (tibet. «nundro») seinen Körper ausreichend stärken soll, bevor er sich an die höheren psychischen Aspekte der Lehre wagen kann. Yogis in Indien, Tibet und China betreiben gewöhnlich spezielle physische oder energetische Übungen, um ihren Körper in den langjährigen isolierten Meditationsphasen gesundzuhalten, anderenfalls würden sie wohl irreversible körperliche Schäden riskieren.

(6) Die Rückenmuskeln

Lösen Sie alle Energieblockaden in den Rückenmuskeln auf, besonders im Nierenbereich. Fangen Sie am Hals und bei den Schultern an, und arbeiten Sie sich abwärts bis zum Gesäß.

(7) Das Rückgrat

Von der Schädelbasis an befreien Sie die gesamte Wirbelsäule von Blockaden, besonders zwischen den einzelnen Wirbeln. Achten Sie bewußt auf folgende Stellen: das Hinterhauptsbein (der Punkt, an dem das Rückgrat auf den Schädel trifft), den 7. Halswirbel, die Wirbel zwischen den Schulterblättern, den Wirbel unmittelbar unterhalb der Schulterblätter, den Wirbel auf der Höhe des «mingmen» und das Steißbein.

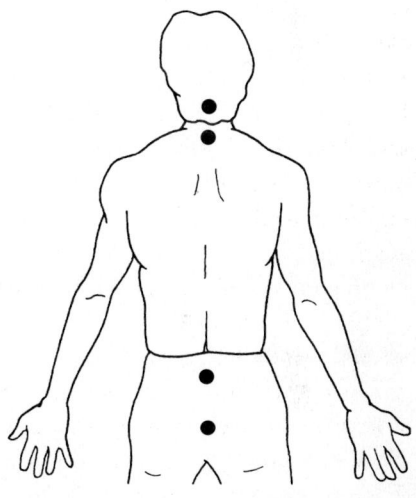

Abb. 11: Die wichtigsten Energietore an der Wirbelsäule.

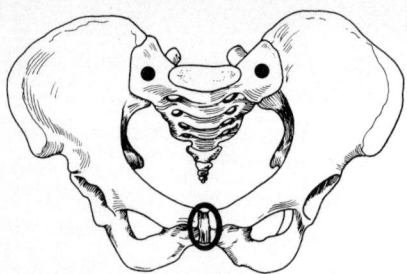

Abb. 12: Die Energietore des Becken-gürtels.

Das Becken

(1) Der Beckengürtel

Lösen Sie die Energieblockaden in den Knochen auf, die den Beckengürtel bilden: Schambein (Os pubis), Darmbein (Os ilium), Sitzbein (Os ischii), Kreuzbein (Os sacrum) und das Steißbein, sowie alle Knochennähte und Gelenke.

(2) Das Hüftgelenk

In diesem Bereich beschäftigen Sie sich mit der Hüftgelenkspfanne (Acetabulum) und speziell mit dem Spalt zwischen Oberschenkelkopf (Caput femoris) und der Gelenkpfanne.

(3) Das Becken

Befreien Sie den Innenraum des Beckens von blockierter Energie: vom Darmbeinkamm (Crista illiaca) bis hinunter zur Leistenfurche.

(4) Die Genitalien

Männer sollten die Energieblockaden den Penisschaft hinauf zur Prostata und auch von den Hoden hinauf zur Prostata auflösen. Frauen lösen die blockierte Energie in der gesamten Vagina bis zum Gebärmutterhals auf. Unter keinen Unständen sollten Sie den Gebärmutterhals selbst behandeln, weil dort eine energetische Barriere besteht, welche die Gebärmutter von der Vagina trennt und nicht aufgelöst werden darf.*
Die natürliche Energieversiegelung darf nur bei der Geburt gebrochen werden. Es ist möglich, die Gebärmutter energetisch aufzulösen. Aber übermäßiges Üben in diesem Bereich kann zu höherer Fruchtbarkeit führen.

---

* Wenn Frauen das blockierte Qi in diesem Bereich auflösen, besteht die Gefahr, daß sie die Empfängnisfähigkeit empfindlich beeinflussen. In der Folge kann es zu Menstruationsproblemen, prämenstruellen Syndromen, vaginalen Infektionen und Unfruchtbarkeit kommen.

(5) Der After und der Enddarm (Rectum)

Lösen Sie im After die Blockaden auf, soweit Sie welche fühlen – aber nur ein paar Zentimeter. Hier befindet sich ein sehr wichtiges Energietor, dessen energetische Auflösung bei Verstopfung und Hämorrhoiden sowie zur Vorbeugung gegen Dickdarmkrebs besonders zu empfehlen ist.

(6) Der Damm (Perineum)

Zwischen den Genitalien und dem Anus liegt das Perineum. Der Bereich, in dem sich die Energie aus den Beinen mit der Energie aus dem Rumpf vereint.

Die Beine

Die Beine und das Gesäß tragen und stützen die Wirbelsäule – physisch-mechanisch und energetisch.

(1) Das Knie

Die Energietore befinden sich:
- auf der Vorderseite: die «Augen des Knies», d. h. zwei Grübchen direkt unter und direkt über der Kniescheibe, jeweils auf beiden Seiten (vier Nebentore).
- auf der Rückseite: unter den Sehnen, zu beiden Seiten über und unter der Gelenkfalte (vier Nebentore).
- an den Seiten: im Zentrum auf jeder Seite des Knies (zwei Nebentore).
- im Inneren des Gelenks: zwischen den Knochenenden von Ober- und Unterschenkel (ein Haupttor).

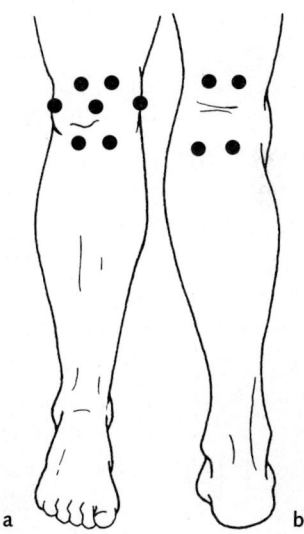

Abb. 13: Das Knie:
(a) Die Energietore vorn und an den Seiten. (b) Hintere Energietore.

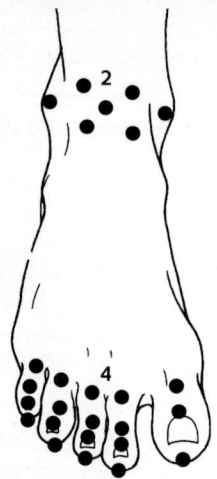

Abb. 14: Die Energietore an den Knöcheln und den Zehen.

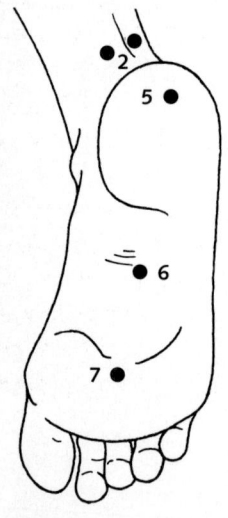

Abb. 15: Die wichtigsten Energietore auf der Fußsohle und an der Rückseite des Fußgelenks.

(2) Das Fußgelenk

Das Fußgelenk hat Energietore:

- auf der Vorderseite: direkt über und unter der Falte, die beim Hochziehen der Fußspitze entsteht, beidseitig der senkrecht gedachten Verlängerung des Schienbeins (vier Nebentore).
- auf der Rückseite: gleich über dem Ansatz der Achillessehne (Tendo calcaneus) am Fersenbein (Calcaneus), zu beiden Seiten (zwei Nebentore).
- an den Seiten: in der Mitte des inneren und des äußeren Knöchels (Malleolus medialis, Malleolus lateralis) (zwei Nebentore).
- im Inneren des Gelenks: direkt im Zentrum (ein Haupttor).

(3) Die Fußwurzel und der Mittelfuß

Lösen Sie zwischen den kleinen Knochen alle Energieblockaden auf.

(4) Die Zehen

Nehmen Sie sich alle Zehengelenke und besonders die Zehenspitzen vor.

(5) Die Ferse

Das zu öffnende Energietor befindet sich auf der Mittellinie der Fußsohle, etwa im Abstand von drei Zentimetern zu der hinteren Fußkante.

(6) Das Längsgewölbe im Fuß

Konzentrieren Sie sich auf den Scheitelpunkt des Gewölbes, der senkrecht über der Mittellinie der Fußsohle liegt.

(7) Die Sprudelnde Quelle («yongquan»)

Dieser Punkt befindet sich auf der Mittellinie der Fußsohle, etwa bei einem Drittel der Distanz von den Zehenansätzen zur Ferse – wenn Sie die Zehen strecken, entsteht dort eine Vertiefung. Mit der Sprudelnden Quelle beginnt der Nierenmeridian.

Die Ausdehnung des Energiekörpers

Ihr Energiekörper erstreckt sich bis unter die Füße und ragt über den Kopf hinaus. Seine Ausmaße verändern sich, im Gegensatz zu Ihrem physischen Körper, ununterbrochen und in ständigem Wechsel – er dehnt sich aus und zieht sich zusammen. Mit zunehmender Zeit und Übung nimmt Ihr Energiekörper spürbar an Größe und Stärke zu, aber der ständige Wechsel bleibt weiterhin eine charakteristische Eigenschaft Ihres Energiekörpers.

Fühlen Sie unterhalb Ihres physischen Körpers, bis Sie dort keine Energie mehr wahrnehmen: das ist das natürliche untere Ende des Energiekörpers. Lösen Sie die Energieblockaden von den Fußsohlen bis zu dieser Grenze auf. Sie sollten, egal wo Sie sich auch befinden, immer bis an die Grenzen Ihres Energiekörpers gehen.

Das andere Ende Ihres Energiekörpers befindet sich oberhalb des Kopfes. (Manche Yoga-Traditionen sprechen auch vom achten und neunten Chakra, die sich über dem Kopf befinden.)

Fühlen Sie über Ihren Kopf hinauf, bis Sie auch dort keine Energie mehr spüren. Dort ist der Punkt, von dem Sie ab jetzt die Auflösung von Energieblockaden beginnen werden. Die vollständige Auflösung beginnt über dem Kopf, setzt sich durch den Körper fort und läuft mit der abschließenden Auflösung der gesamten Energie unterhalb der Füße aus, also in die Wurzel. Zum Abschluß des Stehens schlagen Sie vorsichtig die Augen auf: die Lider sollten sich Ihrem inneren Tempo entsprechend öffnen.

Ein Übungsplan für das Öffnen der Energietore

Jeder Übungsabschnitt sollte mindestens drei Tage praktiziert werden, oder so lange, wie Sie brauchen, ein bestimmtes Energietor oder auch mehrere Tore zu stabilisieren. Zu schnelles Vorangehen endet in Überforderung und Energieverlust – und das entspräche sicher nicht den gesetzten Zielen.

Zu Beginn jeder Übungseinheit lösen Sie alle schon geöffneten Energietore noch einmal im Schnelldurchgang auf, und dann verwenden Sie die verbleibenden 80 Prozent Ihrer Übungszeit auf die folgenden, tiefer plazierten Energietore.

Auf jeden Fall müssen Sie alle blockierte Energie oberhalb der neuen, noch zu öffnenden Tore schon aufgelöst haben. Das betrifft nicht nur die Blockaden in den Hauptenergietoren, sondern schließt auch alle weitere, irgendwo über den neuen Toren blockierte Energie ein. Zum Beispiel sollten Sie, wenn Sie die Blockaden vom Scheitel zum Dritten Auge auflösen, die Stirn nicht vernachlässigen; und wenn Sie von den Hüften zu den Knien abwärts auflösen, dürfen Sie die Oberschenkel nicht vergessen.

Falls Sie meinen, daß ein Übungsabschnitt zuviel Stoff enthält, dann teilen Sie ihn eben auf. Üben Sie in dem Tempo, das Ihnen behagt – diese Übungen müssen nicht in irgendeiner vorgeschriebenen Zeit abgeschlossen werden. Normalerweise sollten Sie mit mindestens vier bis zwölf Wochen rechnen, bis Sie alle Energietore von oben nach unten durchgearbeitet haben.

Zum Abschluß jeder Übungseinheit lösen Sie den bis zur unteren Energiegrenze verbleibenden Rest behutsam auf.

Hier folgt ein Übungsvorschlag zum Öffnen der Energietore (jede Ziffer stellt eine Übungseinheit dar).

1 – «baihui», der Scheitelpunkt
2 – das Dritte Auge, die Augen, die Ohrenmitte und die Schläfen sowie die vier Tore am Unterkiefer
3 – der Berührungspunkt der Zunge am Gaumen und die Kehlengrube
4 – die Schädelbasis und die Zwischenräume der Halswirbel, abwärts bis zum Halsansatz

5 – vom Berührungspunkt der Zunge am Gaumen bis zur Brustbeinspitze, auf einem senkrechten Streifen vom Mund abwärts

6 – die vier Schulterpunkte

7 – die Ellbogengelenke

8 – die Handgelenke

9 – die Hände (alle Punkte)

10 – die Gelenke zwischen den Rippen und dem Brustbein, die Zwischenrippentore, die Gelenke zwischen den Rippen und den Wirbeln, der Bereich zwischen den Schulterblättern und der Wirbelsäule. Dazu nur für Frauen: die Energietore in den Brüsten (direkt hinter den Brustwarzen)

11 – der Solar plexus

12 – der gesamte Bauch, angefangen von der Vorderseite, mit der Auflösung der Energieblockaden in den inneren Organen, bis zur Wirbelsäule

13 – «dantian» (unteres Zinnoberfeld) und «mingmen» (Tor des Lebens)

14 – alle Punkte entlang der Wirbelsäule, vom Scheitel zum Steißbein. Achten Sie besonders auf den Scheitelpunkt, den siebten Halswirbel, den Brustwirbel auf der Mitte der Schulterblätter, den Brustwirbel am unteren Ende der Schulterblätter, den Wirbel am «mingmen» und das Steißbein

15 – die Hüftgelenkschale, die Beckenknochen und das «kua» (der Bereich vor der vorderen Beckenkante)

16 – der Anus

17 – die Genitalien

18 – das Perineum

19 – das Knie

20 – die Knöchel

21 – die Füße

22 – unterhalb der Füße

23 – oberhalb des Kopfes

Nachdem Sie diese Sequenz abgeschlossen haben, beginnen Sie alle weiteren Qi-Gong-Standübungen, indem Sie immer oberhalb des Kopfes anfangen und dann abwärts, eine Ebene nach der anderen, die Blockaden auflösen. Stellen Sie sich vor, der Körper sei mit Wasser gefüllt, und dann werde das Wasser an den Sohlen ganz langsam abgelassen. Beobachten Sie das Sinken des Wasserstandes, und lösen Sie bei jedem neuen Pegel die vorhandenen Energieblockaden auf – vorn, hinten und an den Seiten.

Wenn Sie den Scheitelpunkt von Blockaden befreien, dann lösen Sie alle weiteren Blockaden auf dieser Ebene auf, d. h. alle auf dem Schädeldach. Beim nächsten Energietor, dem Dritten Auge, lösen Sie den Kopf hinab alles auf, so daß alle Seiten des Kopfes gleichzeitig von Energieblockaden befreit werden. Auf der Höhe des Solar plexus nehmen Sie sich gleichzeitig die unteren Rippen, die damit verbundenen Wirbel und die etwa auf gleicher Höhe befindlichen Ellbogen vor.

Leitlinien für die Qi-Gong-Standmeditation

Lassen Sie sich Zeit

Lösen Sie soviel wie möglich von der oberhalb des jeweiligen Tores blockierten Energie auf, und lassen Sie die unbewältigten Reste zum nächsten, tieferen Energietor sinken. Machen Sie so mit den folgenden Ebenen weiter, bis Sie im Boden unter den Füßen angelangt sind. Üben Sie drei oder vier Tage mit der Energie auf der jeweils aktuellen Höhe, bis sich Ihre bewußte Aufmerksamkeit dort einigermaßen stabilisiert hat. Lassen Sie sich bei jedem Energietor oder bei jeder Gruppe von Toren ausreichend Zeit. Lösen Sie oberhalb eines neuen Tores genügend Energie, so daß in dem neuen Tor Blockaden gelöst werden können, ohne das System zu überfordern. Wenn Sie zu sehr drängen, kommt es zwangsläufig zu Überlastungserscheinungen – Energie geht verloren, und der erzielte Fortschritt ist nicht der Rede wert.

Lösen Sie die Blockaden von der Körperoberfläche zur Körpermitte hin auf

Im allgemeinen beginnen Sie auf der Körperoberfläche und dringen erst anschließend zunehmend tiefer ein, bis Sie die Knochen fühlen können. Wagen Sie sich während der ersten Monate nicht tiefer als einen Zentimeter in das Gehirn hinein, später können Sie beim Auflösen der Energieblockaden das Gehirn als Einheit mit erfassen. Aber auch dann sollten Sie das Qi der einzelnen Energietore innerhalb des Gehirns nicht antasten, dort dürfen sich noch keine Verbindungen oder geometrischen Muster zwischen den Toren herausbilden.

Die Stabilisierung von «dantian» und «mingmen»

Für das Fortschreiten von den oberen Energietoren bis zum unteren Zinnoberfeld benötigt man im allgemeinen mindestens einen Monat. Und es dauert noch einmal rund einen Monat, das «dantian» zu stabilisieren, d. h. seine Lage zu fixieren. Dann müssen Sie noch einmal mit drei bis sechs Monaten rechnen, ehe Sie Ihre bewußte Aufmerksamkeit vom «dantian» (im Körperzentrum) zum «mingmen» (vor der Wirbelsäule) ausdehnen können. Schließlich kommen noch drei bis sechs Monate dazu, in denen Sie lernen müssen, im «dantian» Energie zu speichern. (Diese Prozesse laufen schneller ab, wenn Sie mit einem Meister üben, und ziehen sich länger hin, wenn Sie auf sich gestellt sind.)

Der Widerstand der Beine

Im allgemeinen, und bei Abendländern im besonderen, lassen sich die Beine schwieriger für den Qi-Fluß öffnen als die Arme. Für uns im Westen Lebende ist es deshalb nicht so einfach, weil wir zu sehr auf den Kopf und den Oberkörper fixiert sind. Außerdem kennen wir nicht die Sitte, auf dem Boden zu sitzen oder zu hocken. Da wir im Westen auch kaum daran gewöhnt sind, Qi in die Beine zu senden, werden diese für Energie zunehmend unempfindlicher.

Die tägliche Übungszeit für die Qi-Gong-Standmeditation

In der Regel sind täglich mindestens fünf Minuten nötig, um spürbare Resultate zu erzielen. Das setzt voraus, daß Sie die völlige Entspannung innerhalb von dreißig oder vierzig Sekunden erreichen. Nach einigen Monaten Übung ist das ein realistisches Ziel. Am Anfang benötigen Sie aber schon etwa fünf Minuten, um einen akzeptablen Entspannungszustand zu erlangen. Während dieser Periode müssen Sie die fünf Minuten reine Übungszeit noch zur Einstimmungsphase addieren: Sie benötigen also mindestens zehn Minuten, ehe sich ein wahrnehmbarer Erfolg einstellt. An einem extrem anstrengenden Tag kann es Sie allein schon fünfzehn Minuten kosten, die erforderliche Entspannung zu erreichen.

Die längste Übungszeit, die ich je beobachtet habe und von der die Leute noch profitierten, betrug etwa sechs Stunden – wohlgemerkt ohne Unterbrechung. Für den Durchschnittsübenden ist alles Stehen, das über eine Stunde dauert, abzulehnen. Eine Stunde als maximale Übungsdauer reicht in jedem Fall. Damit Sie diese Zeitspanne erreichen, verlängern Sie das Pensum täglich, wöchentlich oder auch monatlich um zwei bis drei Minuten.

Die Qi-Gong-Standmeditation für die Bewegungskünste

Bekanntlich erfordern die Bewegungskünste (klassisches Ballett, moderner Tanz etc.) höchste Flexibilität und Körperbeherrschung. Künstler dieser Richtung sollten jeweils mindestens zwanzig Minuten stehen, das empfehlenswerte Maximum wären zwei Stunden. Die Übungszeit richtet sich danach, wie stark sie ihre Energie entwickeln wollen und welches Maß an Körperbeherrschung und Energiekontrolle sie anstreben. Das Üben auf dieser Trainingsstufe bewirkt, daß die Person weit über die normale körperliche Entfaltung hinaus zu allerhöchsten physischen Bereichen gelangt. Für die Jüngeren (unter 25) kann die Übungszeit schnell und ohne Bedenken verlängert werden, während die älteren Jahrgänge (über 50) mit kürzeren Zeiten beginnen sollten.

Vermeiden Sie exzessives Üben, weil sich dadurch innere Widerstände und Widerwillen gegenüber Qi-Gong aufbauen können. Wenn Sie den Körper zu sehr in eine Richtung drängen, wird er ins Gegenteil auszuweichen versuchen. Beständiges Üben bringt Sie viel weiter als sporadische Großeinsätze, die häufig nur in einer dramatischen Verringerung des Übens enden. Ein Trainingsmarathon über 2 1/2 Stunden kann Sie innerlich so erschöpfen, daß der innere Widerstand oder Unlustgefühle in den folgenden Wochen alles weitere Üben verhindern.

Die Qi-Gong-Standmeditation für Kampfkünstler und Heiler

Den Kampfkünstlern sollte bewußt sein, daß die Standmeditation in China schon seit Tausenden von Jahren zur Entwicklung innerer Kraft gepflegt wird. Auf fortgeschritteneren Stufen werden viele unterschiedliche Handpositionen integriert, die alle Energiebahnen des Körpers öffnen und die willentliche Krafterzeugung aus jedem Körperteil gestatten. Die traditionelle chinesische Heil- und Körperarbeit («tuina») zählt zu ihrem Repertoire annähernd 200 Handpositionen, die mit spezifischen Bewußtseinskomponenten Krankheiten und Verletzungen heilen können. Jede einzelne dieser Handstellungen hilft in klar definierten Fällen, die Blockade aufzulösen und den ungehinderten Energiefluß wiederherzustellen, egal ob es sich um innere Organe, Nervenbahnen, Bindegewebe oder die Wirbelsäule handelt. Früher habe ich ohne Unterbrechung sechs Stunden mit dem Ziel trainiert, die innere Kraft zu steigern. In jenen Jahren nahm ich aktiv an Vollkontakt-Kämpfen teil, bei denen man sehr schnell schwer verletzt werden konnte. Diese gefährliche Perspektive verstärkte meine Trainingsmotivation beträchtlich. Ohne umfassende und intensive Vorbereitung hätte ich damit rechnen müssen, von meinem Gegner krankenhausreif geschlagen zu werden. Heutzutage besitzen die meisten Kampfkünstler keine so starke Motivation, und die Mehrheit der Schüler in den inneren Kampfkünsten sind auch keine Teenager mehr. Deshalb würde ich sagen, daß eine tägliche Übungszeit zwischen 60 Minuten und drei Stunden für hochmotivierte Kampfkünstler und Heiler die Obergrenze bedeutet.

Die Optimierung der Übungszeit

Es ist außerordentlich wichtig, beim Üben eine zeitliche Höchstgrenze im Auge zu behalten, denn darüber hinaus bringt zusätzliches Training statt spürbarer Verbesserungen nur kontraproduktive Resultate. Noch einmal möchte ich auf den Erschöpfungsfaktor hinweisen: bei zu großer innerer Schwächung können Sie tagelang nicht üben. Finden Sie also heraus, wie Sie aus Ihrem Training das Optimum herausholen können, und überschreiten Sie diese Grenze nicht. Es ist ganz natürlich, sich durch schmerzhafte Erfahrungen an seine Grenzen heranzutasten. Innere Erschöpfung wirkt sich unendlich zehrender aus als Ermüdung durch äußere Überforderungen, und die letzteren schließen z. B. Extremleistungen wie den Marathonlauf ein. Innere Erschöpfung müssen Sie sich als Kombination von nervlicher und physischer Überanstrengung vorstellen.

Das Auflösen tieferliegender Energieblockaden

Ein normaler täglicher Übungsblock beginnt mit einer Gewöhnungsphase, in der Sie die vertrauten Energietore noch einmal durchgehen. Dann beschäftigen Sie sich mit einer neuen Ebene, in der sich alles zunächst fremd und unnatürlich anfühlt. Konzentrieren Sie sich auf das schwächste Glied (die offensichtlich stärkste Energieblockade) in dieser neuen Übungsfolge. Wenn Sie dann das Gefühl haben, dieser Abschnitt sei zufriedenstellend aufgelöst, stellt sich ein kaum beschreibbares Gefühl befreiter Energie ein. Wenn dieses Gefühl wieder nachläßt, beenden die meisten Übenden schon ihr tägliches Pensum, statt weiterzumachen. Nach längerer Übung, nach Monaten oder Jahren, lösen sie noch eine zweite Blockade in der gleichen Übungsstunde, was Sie um eine zusätzliche Energieerfahrung bereichert. Nur die erfahrenen Adepten schaffen mehrere solcher Durchbrüche in einer Übungseinheit, was leider nur sehr, sehr selten vorkommt.

Noch einmal: das Erfolgsgeheimnis liegt im beständigen und maßvollen Üben. Wenn Sie das beherzigen, erreichen Sie als Kampfkünstler oder Sportler einen entspannenden und anstrengungsfrei einzusetzenden Kraftzuwachs, wie er durch keine andere Übungsmethode, z. B. Gewichtheben oder das Trainieren an der Kraftmaschine erzielt werden kann.

5

Die Wolkenhände

Erster Teil:
Die Verwurzelung
des Unterkörpers

Die umfassendste und
vollständigste Qi-Gong-Bewegung

Diese Qi-Gong-Grundübung enthält die gleichen Energieelemente, die Taijiquan zu dem heute überall bekannten wirkungsvollen Übungs- und Heilsystem gemacht haben. Wenn Sie nur eine einzige Bewegung für Ihre Gesundheit praktizieren dürften, dann wären die Wolkenhände genau das richtige. Bei dieser Übung bewegen Sie Ihre Arme und Beine vorwärts und rückwärts, auf und nieder. Diese Übung beinhaltet auch alle elementaren Taiji-Bewegungen wie Schrauben, Wenden, Beugen und Strecken. Obgleich das Gewicht nicht vor- und zurückverlagert wird, verschiebt es sich doch von einer Seite zur anderen. Damit enthalten die Wolkenhände das maßgebliche Bewegungsprinzip der Veränderung von «leer zu voll» und von «voll zu leer». Die bei den Wolkenhänden erlernten inneren Prinzipien treffen, in gleicher Bedeutung, auch auf Taijiquan, Xingyiquan, Baguazhang und die überwiegende Mehrzahl der Qi-Gong- und Nei-Gong-Übungen zu. In den verschiedenen Taiji-Stilen werden die Wolkenhände allerdings unterschiedlich ausgeführt. Die hier beschriebene, einfach auszuführende Version stammt aus einer alten daoistischen Tradition.
Von den Füßen bis hinauf zu den Händen wird diese Übung in einzelnen Abschnitten vermittelt, in denen die wesentlichen inneren Prinzipien praxisnah erläutert werden.

Eine Übungsanleitung für die Wolkenhände

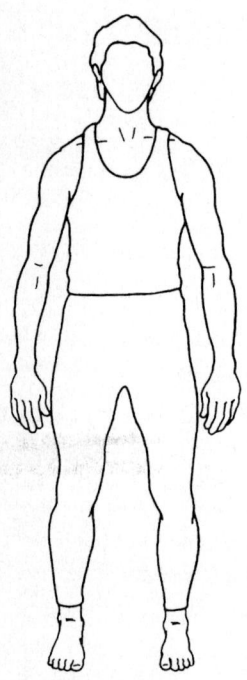

Abb. 1: Die korrekte Körperhaltung in der Qi-Gong-Standmeditation.

(1) Das langsame Öffnen der Augen

Wenn Sie die Standhaltung einnehmen und von innen her Energieblockaden auflösen, ist es nicht ungewöhnlich, wenn Sie dabei in Trance versinken. Mit der Zeit verschwindet dieser leichte Trancezustand wieder, und die innere Klarheit wird um so intensiver empfunden. Am Anfang ist es jedoch völlig normal, das Übungstempo zurückzunehmen und dadurch extreme Entspannung zu erreichen.

Zum Abschluß des Stehens öffnen Sie behutsam die Augen, und zwar entsprechend Ihrem inneren Tempo. Die Rückkehr in die Welt des Schauens, d. h. der Übergang vom inneren zum äußeren Bewußtsein, sollte allmählich und angenehm verlaufen und nicht abrupt, wie Sie es beim Verlassen eines stockdunklen Kellers im gleißenden Sonnenlicht erfahren oder wenn man Ihnen während des Schlafens kaltes Wasser ins Gesicht schüttet. Deshalb schlagen Sie am besten das Tempo ein, das Sie vorher schon bei inneren Vorgängen erfahren haben. Bewahren Sie die Entspannung und das innere Gefühl der Offenheit, die Sie beim Stehen empfunden haben, und nehmen Sie alles Positive mit in die Qi-Gong-Bewegungen hinein. Das hilft Ihnen, die Entspannung zu vertiefen und gleichzeitig noch mehr Energie zu entwickeln.

(2) Der Beginn der Wolkenhände

Stellen Sie Ihre Füße parallel zueinander und schulterbreit auseinander. Bei offenen Augen verlagern Sie Ihr gesamtes Gewicht (100 Prozent) auf Ihr schwächeres Bein – nehmen wir das linke. Halten Sie dort das Gewicht, und strecken Sie das rechte Bein ein paar Zentimeter weiter zur Seite; die Füße bleiben parallel. Das Gewicht ist gleichmäßig auf dem belasteten Fuß verteilt, so daß kein Teil der Sohle mehr oder weniger belastet wird als die anderen. Dann dehnen Sie Ihr Qi und Ihr Gewicht durch den Fuß bis zu der Stelle im Boden aus, an der Ihre Energie endet, d. h. bis zu Ihrer Wurzel. Wenn es Ihnen gelingt, Ihr Qi in den Boden zu schicken, wird sich die Erdenergie (Erd-Qi) auf natürliche Weise mit Ihrer Körperenergie verbinden. Dann können Sie wie ein Baum Energie aus der Erde in den Körper ziehen und gleichzeitig mit den Gewichtsverlagerungen Qi von der linken in die rechte Körperhälfte fließen lassen. Wenn Sie Ihr Gewicht wieder von rechts nach links verlagern, können Sie Ihr Qi von rechts nach links schicken.

(3) Die Beckenstellung und die Gewichtsverlagerung

Als nächstes beschäftigen Sie sich mit der Beckenstellung. Ziehen Sie das Gesäß etwas ein, dadurch steht der Beckenrand waagerecht, und Ihre Lendenwirbelsäule wird aufgerichtet. Verlagern Sie nun das Gewicht wieder vollständig (100 Prozent) vom linken auf das rechte Bein, dann von rechts nach links, viele Male hin und her. Wenn Ihnen nach einer Weile die Beine schmerzen, ist das ganz natürlich. Die Verlagerung muß langsam, gleichmäßig und möglichst als fließende Bewe-

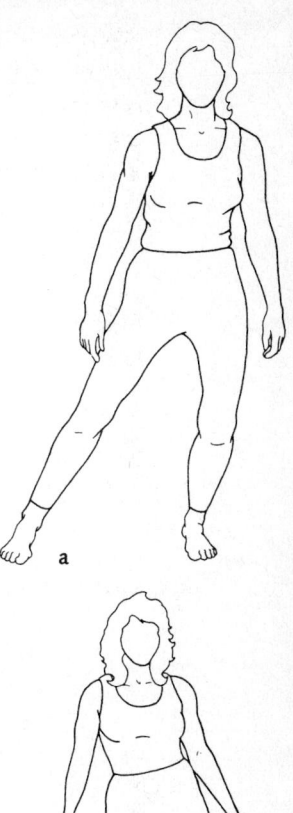

Abb. 2: Das Gewicht ruht zu 100 Prozent auf dem linken Bein.
(a) Richtig: Beide Hüften sind auf gleicher Höhe.
(b) Falsch: Die Hüften sind gekippt.

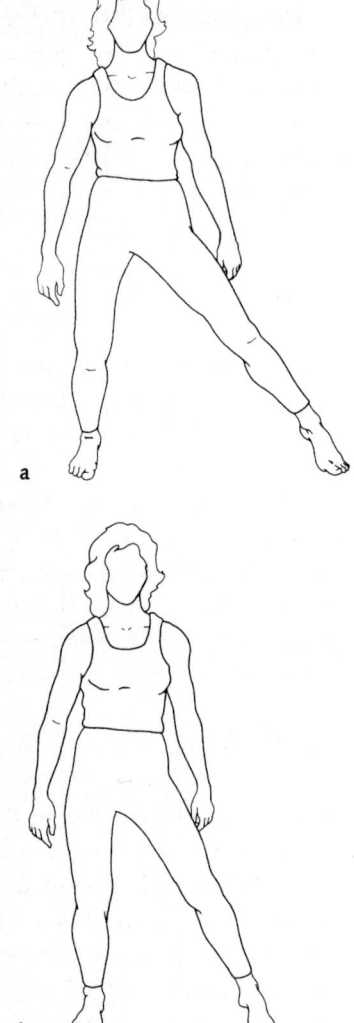

a

b

Abb. 3: Die 70-Prozent-Regel.
(a) Der Fußabstand beträgt 100 Prozent der Kapazität.
(b) Der Fußabstand ist auf 70 Prozent der Kapazität reduziert worden.

gung verlaufen. Die Geschwindigkeit bleibt während der Gewichtsverlagerung unverändert. Überprüfen Sie, ob die Hüften auf gleicher Höhe und parallel zum Boden bleiben und bei den Bewegungen nicht auf- und abschaukeln.

(4) Die 70-Prozent-Regel
Sehr häufig wird die Frage gestellt, wie weit die Füße auseinander stehen sollen. Jetzt kommen wir zu einem fundamentalen Prinzip, dem diese und alle anderen daoistischen Übungen unterliegen: die 70-Prozent-Regel.

In jeder Taiji- oder Qi-Gong-Übung sollten Sie als erstes abschätzen, wo Ihre körperliche 100-Prozent-Marke bezüglich der Beweglichkeit und der Übungsdauer liegt. Wie weit Sie also Ihre Glieder und Gelenke dehnen können und wie ausdauernd Ihr Organismus ist, ohne den Zusammenbruch zu riskieren.

Wenn Sie diese Grenze ermittelt haben, dehnen Sie sich nur noch bis zu 70 Prozent Ihrer Fähigkeiten und üben nur 70 Prozent Ihrer maximalen Übungszeit. Dieser Prozentwert muß nicht immer starr eingehalten werden. Das gewählte Limit kann, abhängig von der jeweiligen körperlichen Verfassung, irgendwo zwischen 60 Prozent und 80 Pozent liegen.

Wenn die Menschen in jeder Hinsicht sensibel und sich ihrer inneren Beschränkungen bewußt wären, bräuchte man wahrscheinlich nicht auf diese Regel hinzuweisen. Sie beruht auf dem Grundsatz, daß Sie Ihre Übungen und Entwicklung am schwächsten Faktor orientieren sollen. Versuchen Sie nicht, Höchstleistungen zu vollbringen. So ein Versuch kann Ihre schwachen Stellen schädigen und dazu führen, daß sich das gesamte System verkrampft und verhärtet.

«Alles geben» – eine gefährliche Einstellung

Häufig ist es so, daß Menschen, die 100 Prozent geben wollen, sich versehentlich auf 110 Prozent oder 120 Prozent ihrer körperlichen Leistungsfähigkeit steigern. Das führt schnell zu leichten Beschwerden, manchmal aber auch zu schweren Verletzungen.

Wir kennen alle die Geschichte von dem ungeübten Läufer, der sein erstes Training beginnt, wohlwissend, daß er sich warm machen muß. Er dehnt sich ein wenig und rennt los. Seine 100-Prozent-Marke erreicht er, ohne es zu merken. Er entscheidet sich, sein Tempo noch ein wenig zu steigern («Mehr ist besser!»), und zerrt sich den Oberschenkel. Drei Wochen später versucht er es wieder. Vielleicht ist er etwas einsichtiger geworden, höchstwahrscheinlich aber nicht.

Ein weiterer Faktor kommt hier noch ins Spiel. Bei 70 Prozent Ihres festgestellten Leistungsniveaus können Sie 100 Prozent Ihrer Energie und Aufmerksamkeit in die Übung investieren. Wenn Sie dagegen 100 Prozent Ihrer körperlichen Leistungsfähigkeit erreichen, wird Ihr Körper unbewußt und unbemerkt bremsen und mit Furcht vor möglichen Verletzungen reagieren. Da nun zwei der wichtigen Ziele der Qi-Gong-Elementarübungen darin bestehen, zu intensiver, tiefer Entspannung zu gelangen und den Streß im Körper zu reduzieren, ist diese «alles-zu-geben»- oder 100-Prozent-Haltung schädlich und kontraproduktiv.

Viele Sportler überschreiten bereitwillig ihr Trainingspensum, um einen Wettkampf zu gewinnen, und nehmen damit körperliche Dauerschäden in Kauf. Solch ein Verhalten widerspricht den Qi-Gong-Sicherheitsprinzipien, die so konzipiert sind, daß Körper und Geist für den Rest des Lebens entspannter, effizienter und gesünder funktionieren. Je mehr Sie üben, um so mehr Energie werden Sie haben – wohlgemerkt, solange Sie die 70-Prozent-Regel einhalten. Diese Regel bewahrt Sie davor, auf Kosten Ihrer Gesundheit unsinnige Heldentaten zu vollbringen.

«Maßhalten» – Schutz vor dem Wiederaufbrechen überwundener Verletzungen

Viele Leute mit schwachen Knien, Knöchelproblemen oder alten Verletzungen (von denen sie unter Umständen gar nichts wissen) werden erfahren, daß ihnen das Prinzip «Maßhalten» viele Schmerzen und körperliche Schäden erspart – gleichgültig ob sie Qi-Gong oder andere körperliche Aktivitäten ausüben. Nun können Sportler oft nicht wissen, welche Verletzung sie sich bis zum nächsten Tag zuziehen werden. Der Sinn der 70-Prozent-Regel besteht darin, die Gefahr von Verletzungen schon im voraus einzuschränken.

Aus meiner langjährigen Erfahrung als Lehrer weiß ich, daß viele diese Sicherheitshinweise selbst nach mehreren Verletzungen nicht beachten. Deshalb hoffe ich, daß *Sie* diesen Abschnitt zur 70-Prozent-Regel mindestens drei- bis viermal lesen und auf Signale Ihres Körpers hören werden.

Die Gewichtsverlagerung

Sie werden schnell feststellen, wie hilfreich es ist, die Gewichtsverlagerung mit der Unterstützung von Partnern zu erlernen. In dieser speziellen Übung kontrolliert der eine Partner, daß Ihre Lendenwirbelsäule aufrecht steht. Der andere paßt auf, daß Ihre Hüften bei der Verlagerung von einer Seite zur anderen nicht auf- und abschwingen und auch der Schwerpunkt während des Gewichtswechsels weder steigt noch sinkt. Sie selbst müssen dafür sorgen, daß beide Füße vollständig auf dem Boden bleiben (natürlich mit Ausnahme des Fußgewölbes) und daß alle Teile der Sohle den Boden mit gleichem Druck berühren. Das Gewicht sollte weder überwiegend auf der inneren noch der äußeren Fußkante, weder auf den vorderen Fußballen noch der Ferse ruhen.

Zur Anatomie und Funktion der Gelenke

Lassen Sie uns nun die korrekte Ausrichtung der Beingelenke betrachten. Wir fangen mit den Knöcheln an. (Die genannten Prinzipien gelten für alle Gelenke des Körpers.)

Die Grundstruktur eines Gelenks bilden Gelenkkopf und Gelenkpfanne. Kopf und Pfanne verhalten sich zueinander wie Stößel und Mörser, und wie im Mörser geht es darum, Druck auf das Mahlgut auszuüben und nicht den Mahlbehälter zu zerstören.

Die Gelenke unseres Körpers sind ebenfalls nicht so konzipiert, daß der Kopf direkt auf der Pfanne mahlt. In den Gelenken befindet sich eine Substanz, die Gelenkschmiere (Synovia), die ungeheurem Druck widerstehen kann. Diese Gleitmasse wirkt zwischen Gelenkkopf und- pfanne wie ein Puffer, sie dehnt oder verdichtet sich je nach herrschendem Druck.

Eine wichtige Funktion der Muskeln besteht darin, die an einem Gelenk beteiligten Knochen stabil zu halten, so daß die natürliche Innenhydraulik des Gelenks wirksam werden kann. Wenn Kopf und Pfanne sauber justiert sind, wird das Gelenk, unabhängig von der jeweiligen Bewegung oder Haltung, durch Erschütterungen nur minimal belastet.

Der menschliche Körper ist darauf eingerichtet, 70 bis 80 Jahre lang seine Beine zu benutzen und mit seinen Armen Millionen Male Gegenstände zu bewegen. Die Gelenke werden sich in dieser Zeit nicht abnutzen, wenn der Innendruck der Gelenkschmiere konstant bleibt und Gelenkkopf und -pfanne präzise aufeinander abgestimmt sind. Wenn jedoch die korrekte Justierung verlorengeht, kann der Gelenkkopf sein Gegenstück langsam zerstören, oder auch umgekehrt, die Gelenkpfanne den Kopf. Die stützenden Bänder, Muskeln und Sehnen werden dann überdehnt oder beschädigt, was zur weiteren Verschlechterung der Gelenkstabilität beiträgt. Dieser Teufelskreis führt zur vollständigen Schwächung des Gelenks und zum Verlust seiner natürlichen Funktionstüchtigkeit. Schließlich kann ein dermaßen geplagter Mensch so schwach und arthritisch werden, daß er nicht einmal mehr die einfachsten Bewegungen ausführen kann.

Die negativen Folgen von Gelenkproblemen

Nach den Vorstellungen der chinesischen Medizin und dem Funktionsmodell des Qi-Gong staut sich die Energie bei Gelenkproblemen und kann
nicht in das restliche System weiterfließen. Dieser Zustand verursacht eine
Reihe äußerst unliebsamer Folgen.
Als erstes verringert sich die lokale Blutzufuhr, die ihrerseits den gesamten
Kreislauf beeinträchtigt.
Zweitens reduziert sich bei Qi-Stagnation in einem Gelenk auch die Energiezufuhr in die inneren Organe.
Drittens mangelt es dem Gelenk, trotz der vielen aufgestauten Energie, an
guter konstruktiver Energie. Das Gelenk beginnt, aus dem benachbarten
Gewebe Qi abzuziehen, wodurch auch dieses Gewebe geschwächt wird.
Die genaue Schrittfolge der energetischen Schwächung verläuft wie folgt:
Das von stagnierendem Qi belastete Gelenk zieht Energie aus benachbarten
Gelenken ab, dann von den inneren Organen, als nächstes von der Wirbelsäule und schließlich vom Gehirn. Nun können Sie verstehen, warum die
elementaren Qi-Gong-Übungen zuallererst darauf zielen, energetisch verstopfte Gelenke frei zu machen – erst dann kann das Qi wieder ungehindert
durch das System fließen.

Die korrekte Ausrichtung des Kniegelenks

Achten Sie bei der Standmeditation und bei der Gewichtsverlagerung (erster Teil der Wolkenhände) darauf, daß die gesamte Sohle (mit Ausnahme
des Fußgewölbes) gleichmäßig den Boden berührt. Wenn sich nur ein Teil
des Fußes hebt oder senkt, ist dies ein deutliches Zeichen dafür, daß das
Fußgelenk nicht korrekt ausgerichtet ist.
Vergewissern Sie sich auch, daß Ihr Knie richtig über dem Fuß steht. Das
Schienbein verbindet Knie und Fuß miteinander. Damit diese Verbindung
solide und belastbar ist, muß die Linie zwischen den beiden Gelenken stabil
sein und im Winkel von 90° zum Boden stehen.
Von vorn betrachtet, sollte also eine Senkrechte von der Mitte der Kniescheibe (Patella) direkt durch das Zentrum des Knöchels verlaufen.

Abb. 4: Die Ausrichtung
der Knie.
(a) und (b) Richtig:
Die Mitte der Kniegelenke
befindet sich lotrecht über
der Fußmitte.
(c) Falsch: Die Knie sind
nach innen geknickt.
(d) Falsch: Die Knie
sind zu weit nach vorn
gebeugt.

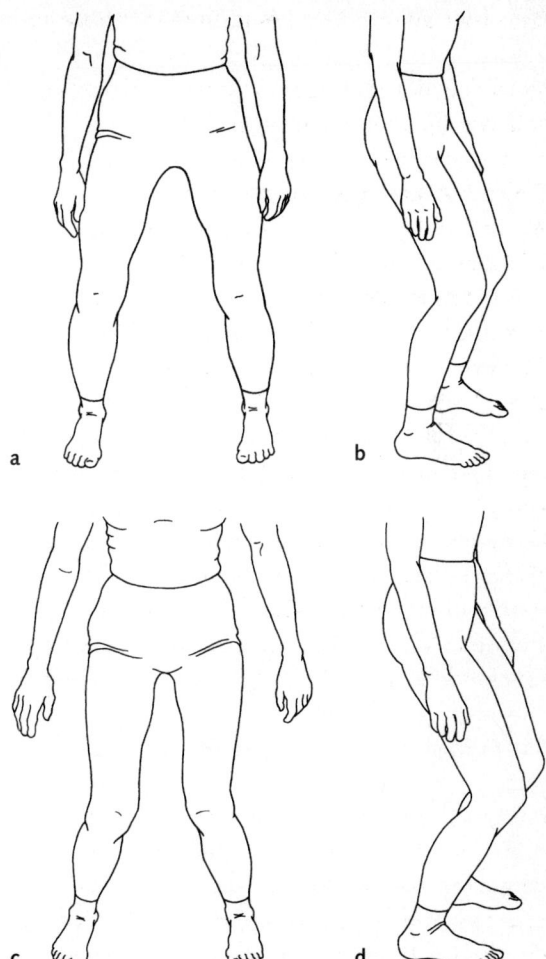

Das Knie ist ein kraftübertragendes, kein gewichttragendes Gelenk

Als Erweiterung der oben angestellten Betrachtung ergibt sich, daß bei einem abwärts gerichteten Stoß oder Druck auf den seitlichen Beckenrand die Körperstatik so ausgerichtet sein muß, daß der Druck direkt durch den Scheitelpunkt des Fußgewölbes verläuft.

Im Kniegelenk dürfen Sie absolut keinen Druck verspüren: das Knie soll Kraft übertragen, aber nicht selbst tragen.

Wenn das Knie ordentlich ausgerichtet ist, ergibt sich ein Gefühl extremer Elastizität oder federnder Kraft, etwa so wie bei einer Luftpumpe oder Fußbremse. Diese Elastizität ist nicht die Folge körperlicher Anstrengung, sondern korrekter Ausrichtung.

Testen Sie Ihre Kniestellung

Es gibt eine ganz einfache Übung, mit der Sie dieses elastische Gefühl erwerben können. Lassen Sie einen Partner vorsichtig auf Ihren Oberschenkel und Ihr Knie Druck ausüben, während Sie das Gewicht von einer Seite zur anderen verlagern. Dabei werden Sie entdecken, daß Ihre mechanische Struktur nur in einer oder zwei der vielen möglichen Positionen von Knie und Knöchel bequem und stabil ist. Drücken Sie aber nicht mit so viel Kraft, daß Sie eine Verletzung riskieren. Das Ziel bleibt einzig und allein, die optimal stabile und elastische Knie- und Knöchelposition zu finden.

Üben Sie die seitliche Gewichtsverlagerung mit einem Partner, bis Ihnen beiden die optimale Gelenkstellung so geläufig ist, daß Sie sie in sämtlichen Qi-Gong-Stellungen automatisch einnehmen. Für alle anderen sportlichen Aktivitäten gilt eigentlich das gleiche. Diese spezielle Technik erweist sich besonders für Skiläufer und alle anderen Sportler, die enormen Druck auf Knie und Knöchel ertragen müssen, als große Hilfe.

Das Öffnen der Rückseite des Kniegelenks

Weitere, häufig auftretende Knieprobleme, mit denen sich viele Sportler, aber auch Qi-Gong- und Taiji-Übende herumplagen, werden durch mangelhaftes Öffnen der Rückseiten des Kniegelenks verursacht. Die meisten Menschen beugen ihre Knie so, daß die strukturell sehr schwache Vorderseite des Kniegelenks überproportional belastet wird. Die Rückseite des Knies schließt sich, während sich die Vorderseite öffnet, dadurch entsteht ein schmaler, keilförmiger Spalt. Der Druck im vorderen Bereich des Kniegelenks wird so stark, daß die weicheren Gewebeteile (Bänder, Muskeln, Sehnen) herausgepreßt werden und die allgemein bekannten Knieprobleme hervorrufen. Man kann dies als selbstverursachten Kniehebel bezeichnen, der etwa so intensiv wie ein Hebelgriff am Handgelenk oder am Ellbogen wirkt.

Eine Übung zum korrekten Ausrichten von Knie und Knöchel

Hier möchte ich Ihnen eine weitere Übung vorstellen, mit der Sie Knie und Knöchel in die optimale Lage bringen können. Ein Partner hilft Ihnen, während Sie auf dem Boden liegen. Sie heben ein Bein auf Brusthöhe. Der Partner faßt Ferse und Ballen Ihres Fußes und drückt Sie von sich weg (nicht sehr fest!).

Sie müssen nun die ideale Konstellation von Knie, Knöchel und «kua» (der Gelenk-Komplex in der Leiste) erkennen, in welcher der natürliche Flüssigkeitsdruck der Gelenkschmiere ausreicht, um den Druck des Partners mit nur minimalem Kraftaufwand zu erwidern. Vertrauen Sie auf die Federkraft des Gelenkes statt auf die Muskeln.

Wenn das Kniegelenk nicht präzise ausgerichtet ist, werden Sie in den Muskeln Spannung und diffuse Schmerzen spüren.

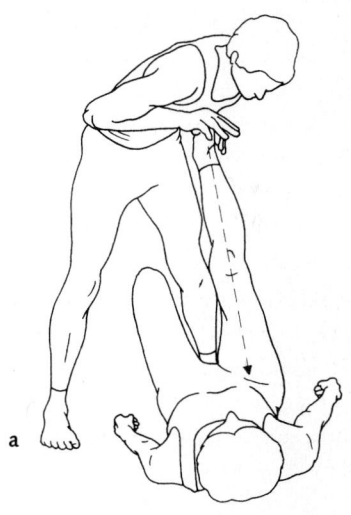

a

Abb. 5: Die Ausrichtung des Knies und des Fußgelenks.
(a) Richtig: Hüfte, Knie und Fußgelenk befinden sich in einer Linie.
(b) Falsch: Das Knie ist nach innen geknickt.
(c) Falsch: Das Knie ist nach außen gedreht.

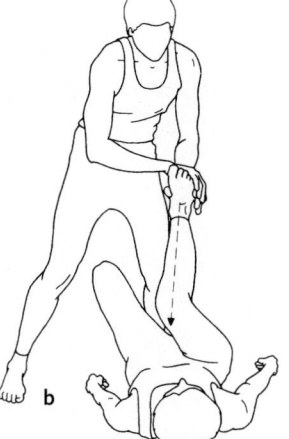

b

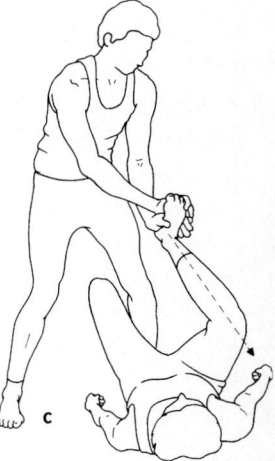

c

Bei völliger Fehlstellung des Gelenks können Sie die Schmerzherde deutlich lokalisieren. Im Falle der korrekten Ausrichtung von Fußsohle, Knöchel, Knie und «kua» gelingt es Ihnen dagegen, mehrere Personen ohne Anstrengung aus dem elastischen Bein heraus wegzustoßen.

Alle, die schon einmal an einer langwierigen Rücken-, Knie- oder Knöchelverletzung laboriert haben, müssen bei diesen Übungen besonders vorsichtig sein. Sie sollen nur den Unterschied zwischen der leichten, mühelosen Ausführung bei optimaler Gelenkstellung und der anstrengenden, beschwerlichen Bewegung bei unkorrekter Stellung herausfinden. Der menschliche Körper ist so angelegt, daß er mühe- und folgenlos Dauerleistungen vollbringen kann. Durch diese Übungen bekommen Sie ein Gefühl dafür, wie Ihr Körper optimal arbeitet.

Das Öffnen und Schließen des «kua»

Das Gelenksystem, das die Chinesen als «kua» bezeichnen, erstreckt sich vom Leistenband (Ligamentum inguinale) durch den Innenraum des Beckens zum Darmbeinkamm (Crista illiaca). Außerdem gehören zum Komplex «kua»:

1 – der jeweilige (linke oder rechte) Energiekanal,
2 – das Becken und das jeweilige Hüftgelenk,
3 – das Kreuzbein und die unteren Lendenwirbel,
4 – die Gruppe von Lenden- und Darmbeinmuskeln,
5 – die Adduktoren des Oberschenkels,
6 – der Beckenboden (Diaphragma pelvis und Diaphragma urogenitale – deren gesunder Zustand ist übrigens Voraussetzung für sexuelle Vitalität),
7 – das letzte Drittel des Dünndarms,
8 – der Enddarm (Rectum).

Die Muskeln des «kua» verbinden die Beine mit der Wirbelsäule: der Lendendarmbeinmuskel (Musculus iliopsoas) verbindet die Lendenwirbel mit dem Becken und dem Oberschenkelknochen (Femur oder Os femoris), die Adduktoren verbinden das Becken mit dem Oberschenkel. Die Federkraft der Wirbelsäule und der Beine hängt zu einem nicht geringen Teil von der Elastizität der Lenden- und Darmbeinmuskeln ab. Viele Probleme im unteren Rücken entstehen durch Verspannung, Verhärtung oder Verletzungsfolgen in den beiden Muskelgruppen.

In der Leistengrube befindet sich die größte Ansammlung von Lymphknoten.

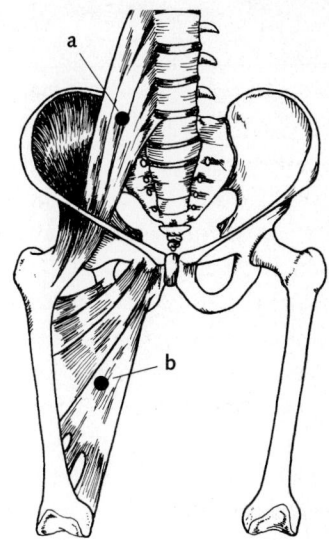

Abb. 6: Die Muskeln des «kua».
(a) Lendendarmbeinmuskel
(Musculus iliopsoas).
(b) Adduktorenmuskeln.

Die Lymphe, ein entscheidender Faktor des Immunsystems, wird im Unterschied zum Blut, das das Herz durch die Blutgefäße pumpt, hauptsächlich durch Muskelkontraktionen weiterbewegt. Die Natur hat es sehr weise geregelt, daß bei jeder Bein- und Armbewegung große Lymphgefäße (z. B. die Lymphknoten in der Leistengegend oder in den Achselhöhlen) aktiviert und so die Lymphe vorangeschoben werden. Die chinesischen Nei-Gong-Übungen intensivieren diesen natürlichen Mechanismus und stärken so die körpereigene Abwehr. Die Bewegungsverbesserung der inneren Elemente des «kua» ist wohl der wichtigste und, auf den ersten Blick, ungewöhnlichste Beitrag im Gesundheitsaspekt des Qi-Gong.

Die «kua»-Hocke

Zunächst gehen Sie in die Grundstellung, wie in Kapitel 3 beschrieben (s. Abb. 7a). Achten Sie auf eine anatomisch korrekte Ausführung. Lenken Sie Ihre Aufmerksamkeit besonders darauf, daß Knie und Knöchel richtig stehen und die Sohlen vollständig und gleichmäßig aufliegen. Überprüfen Sie die korrekte Ausrichtung, indem Sie die Hüften senken. Sie sollten jetzt fühlen, wie dieser Druck direkt an das Fußgewölbe weitergegeben wird. Das gesamte Gewicht und aller Druck sollten durch Ihre Knie und Knöchel hindurch in den Fuß geleitet werden. Machen Sie kleine Sprünge aus den Hüften heraus, so daß Sie die Federkraft in den Beinen spüren.

Bei dieser Übung muß die Position der Knie unverändert bleiben, sie dürfen weder nach vorn, hinten, oben oder unten ausweichen. Sie können das auf mehrere Arten kontrollieren: Lassen Sie einen Partner seinen Arm gegen Ihre Kniescheiben halten, oder bedienen Sie sich eines Stuhls oder einer Schnur. Es ist wichtig, daß Sie, unabhängig von der Feedback-Methode, keinen starren oder unbeweglichen Gegenstand verwenden – z. B. ein schweres Möbelstück oder gar die Wand. Sie wollen doch feststellen, ob sich Ihre Kniescheiben im Raum bewegen oder nicht, deshalb soll kein toter Druck gegen sie ausgeübt werden.

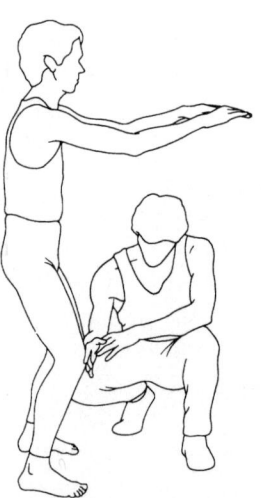

Abb. 7: Die «kua»-Hocke. Der Partner hält seinen Unterarm und den Handrücken gegen Ihre Knie und darf diese während der gesamten Übung nicht bewegen. Ihre Knie müssen ständig mit dem Unterarm und dem Handrücken des Partners in Berührung bleiben.

a

Gehen Sie in die Hocke, indem Sie die beiden «kua» zusammenpressen und schließen. Die Arme halten Sie gerade vor den Oberkörper. Stehen Sie wieder auf, indem Sie die «kua» nach oben ausdehnen oder drücken. Unter keinen Umständen dürfen Sie die Knie einsetzen, um für die Hockübung Kraft zu gewinnen. Es muß eine direkte Drucklinie von Ihren «kua» in das jeweilige Fußgewölbe verlaufen, ohne zusätzlichen, durch das Gewicht verursachten Druck auf das Knie. Gehen Sie nur so weit in die Hocke, wie dies ohne ein Ausweichen des Knies nach vorn möglich ist. Wenn die Knie sich nach vorn bewegen, geht der Druck des Körpergewichts in die Knie und kann dort Verletzungen hervorrufen. Die Wirbelsäule muß aufgerichtet bleiben (ohne die Rückenmuskeln anzuspannen). Sie kann auch leicht nach vorn geneigt sein, gerade so viel, daß es keinen Buckel gibt. Achten Sie darauf, daß das Perineum offen bleibt und die Beine entspannt sind. Das Zusammenpressen der beiden «kua» fühlt sich so ähnlich an (ist aber nicht dasselbe) wie das Pressen, um den Stuhlgang zu unterdrücken.

Sie werden am Anfang wahrscheinlich nur drei bis vier Zentimeter in die Hocke gehen können. Menschen mit schwachen, verhärteten oder traumatisch belasteten Lendenmuskeln werden sich wundern, wie wenig sie in die Hocke sinken können. Machen Sie sich aber keine Sorgen! Mit der Zeit werden Sie wieder in der Lage sein, sich so tief hinzuhocken wie Kinder.

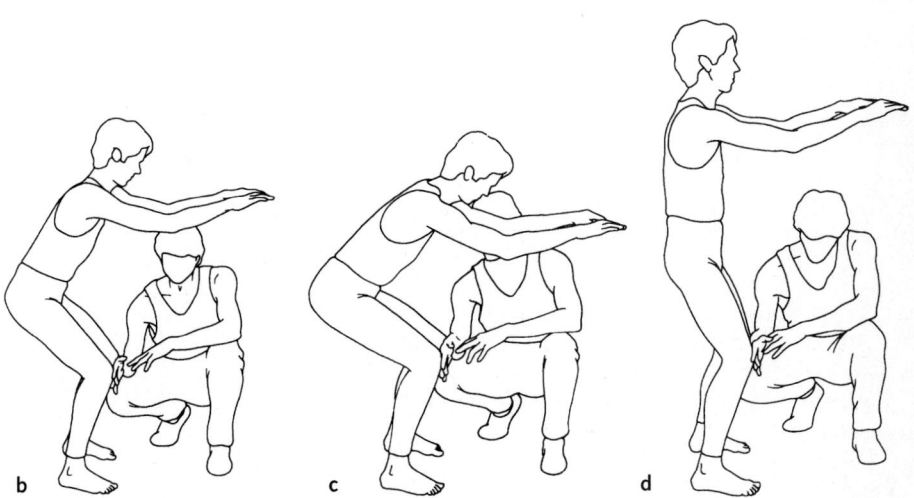

b   c   d

Bitte merken Sie sich: Gehen Sie nur so weit in die Hocke, wie es ohne Vorwärtsbewegung der Knie möglich ist. Die tiefste erwünschte und erlaubte Stellung ist erreicht, wenn sich das Gesäß auf einer Höhe mit den Knien befindet. Als gute Übung für das «kua»-System bietet es sich an, Gegenstände vom Boden oder aus tiefen Regalen aufzuheben und schwere Lasten mit Hockbewegungen hochzuheben oder abzusetzen.

Die Verbesserung der Beweglichkeit im «kua» ist für alle inneren Künste und Methoden unerläßlich. Diese einfache Hockübung ist ein exzellenter Einstieg, die Muskeln im «kua» funktional zu dehnen und die federnden Eigenschaften zu entwickeln.

Die Wolkenhände

Zweiter Teil: Die Spiral- bewegungen im Oberkörper

Die Verbindung der Arme und Beine durch die Wirbelsäule

Eine der wichtigsten Aufgaben der Wolkenhand-Übung besteht darin, die Energie des gesamten Körpers mit der Wirbelsäule zu verbinden. Dadurch stehen die Spinalnerven, oder Rückenmarksnerven, ohne Unterbrechung oder Funktionsstörung mit dem gesamten Körper in direktem Kontakt. Dieses Verbindungsnetz wird in drei Schritten aufgebaut.

Zuerst werden die Beine energetisch an das Becken und dann an die Wirbelsäule gebunden. Das haben Sie in Kapitel 5 gelernt. Die Energie für Ihre Wirbelsäule kommt aus der Erde und steigt durch die Beine nach oben.

Zweitens verbinden Sie, was Sie in diesem Kapitel lernen werden, die Arme energetisch mit der Wirbelsäule.

Drittens werden die Energien aus den Armen und den Beinen durch die Wirbelsäule miteinander verbunden. Auf dieser Stufe ist es sehr wichtig, daß die Verknüpfung von Himmels- und Erdenergien – das geschieht in dem Raum, der oberhalb Ihres Kopfes beginnt und bis in den Boden unterhalb Ihrer Füße reicht – während der Wolkenhand-Bewegungen stabil bleibt.

Die Arme und Beine sind, von der Wirbelsäule aus betrachtet, im großen und ganzen morphologisch miteinander vergleichbar. Hüfte und Schulter,

Ellbogen und Knie, Hand und Fuß weisen mehr oder weniger ähnliche horizontale und vertikale Bewegungsmöglichkeiten auf. Die Koordination zwischen den Händen und Beinen ist letztlich entscheidend für das Potential multidirektionaler Mobilität. Die Beine sind mit der Erde und die Arme mit dem Himmel verbunden.

Erste Übung: Die Verbindung der Arme mit der Wirbelsäule

Diese Qi-Gong-Technik besteht aus dem Senken der Schultern und der Abwärtsbewegung der Ellbogen.

Anleitung für die erste Übung

(1) Heben Sie die Arme

Beginnen Sie, indem Sie die Arme nach vorn bis auf Schulterhöhe anheben: die Handgelenke und Ellbogen sind gebeugt, die Hände und Finger stehen parallel zum Boden. Die Handflächen weisen nach unten. Linker und rechter Arm verlaufen parallel zueinander. Zwischen Ober- und Unterarm herrscht kein spitzer Winkel – weder nach innen noch nach außen. Achten Sie darauf, daß die Ellbogenspitzen nach unten zeigen. Das Ziel der korrekten, parallelen Armhaltung ist, die Arme von den Schultern bis zu den Fingern vor dem jeweiligen seitlichen Energiekanal zu halten. Diese beiden Energiebahnen verlaufen vom Schulternest zum «kua».

(2) Öffnen Sie die Schulterblätter

Als nächstes entspannen Sie die Schultern und lassen diese sinken, während Sie die Schulterblätter und den Rücken gleichzeitig so rund wie möglich machen. Bei korrekter Ausführung sieht es so aus, als ob die Schulterblätter verschwinden.

Abb. 1: Das Armheben auf Schulterhöhe.
(a) **Richtig:** Die Ellbogen sind gebeugt.
(b) **Falsch:** Die Arme sind gestreckt.
(c) **Falsch:** Der linke Arm wird zwar
korrekt vor dem seitlichen Energiekanal
gehalten, der rechte Arm ist aber nach
außen gedreht.
(d) **Falsch:** Der linke Arm ist geringfügig, der rechte Arm stark aus der
korrekten Haltung bewegt.

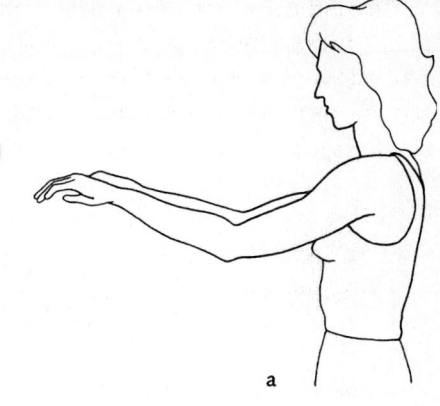

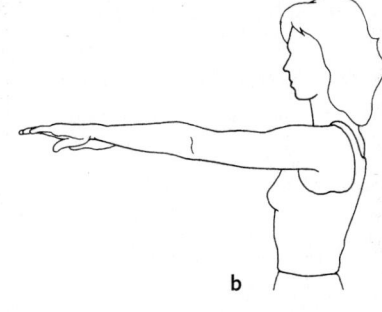

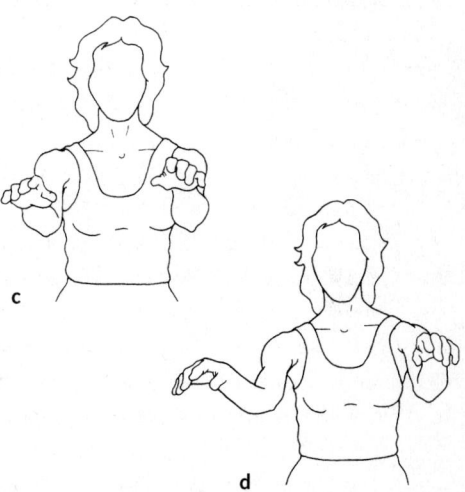

(3) Lassen Sie die Ellbogen sinken

Lassen Sie die Ellbogen leicht sinken, so als ob an ihnen schwere Gewichte
befestigt wären, die sie nach unten ziehen. Dafür muß die Mohrheim-Gru-
be an der Schulter (siehe auch Kapitel 4), die von den Chinesen als Schulternest bezeichnet wird, offen sein, d. h. eine Vertiefung zwischen der vorderen Schulterseite und den Rippen bilden. Wenn sich diese Vertiefung bildet,
sinken die Schultern und die Ellbogen leicht und problemlos – ganz ohne
bewußtes Wollen.

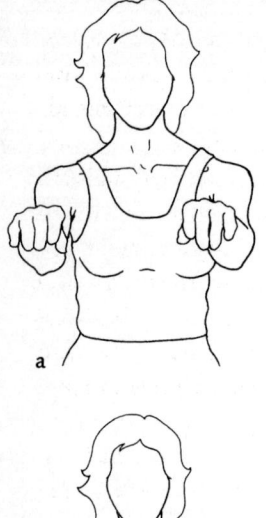

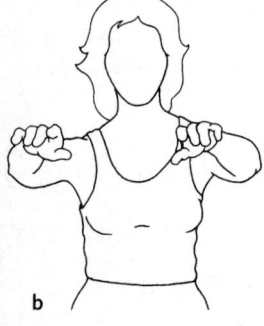

Abb. 2: Das Senken der Ellbogen.
(a) Richtig: Die Spitzen der Ellbogen zeigen zum Boden.
(b) Falsch: Die Ellbogen weisen nach außen.

Die drei genannten Korrekturschritte sind eng miteinander verknüpft. Sie haben zuallererst die Aufgabe, die Arme energetisch mit der Wirbelsäule zu verbinden, etwa in der Art, wie Äste aus dem Stamm herauswachsen und nicht getrennt von ihm vorstellbar sind. Den meisten Menschen mangelt es an einem ausgeprägten Gefühl für die Energieverbindung zwischen der Wirbelsäule und den Armen. Ohne diesen energetischen Anschluß kann das Qi nur mit Schwierigkeiten weiter als über die Schulter hinaus fließen, was die erfolgreiche Energiearbeit behindert. Die Übungen bleiben auf oberflächliche Muskelbewegungen beschränkt.

(4) Üben Sie den ersten Teil der Wolkenhände mit gehobenen Armen

Schließen Sie die Augen, und verlagern Sie das Gewicht von einer Seite zur anderen. Die Arme heben Sie, wie in Schritt 1 angegeben. Sie werden wahrscheinlich feststellen, daß Ihre Arme sich nach ein paar Minuten V-förmig auseinanderbewegt haben. Wiederholen Sie diese Übung etwa zwei Wochen lang, bis sich Ihre Arme – parallel zueinander! – nur noch gemeinsam mit dem Körper und der Wirbelsäule bewegen, und nicht unkoordiniert und unabhängig. Ohne regelmäßiges Üben ist es fast unmöglich, die Arme im Einklang mit der Wirbelsäule zu bewegen.

Mit dieser Übung stabilisieren Sie den Qi-Fluß von der Wirbelsäule zu den Armen.

Eine Partnerübung mit Feedback

Während dieser Übung (und bei einigen anderen übrigens auch) ist es empfehlenswert, wenn ein Partner feststellt, ob Sie auch wirklich das tun, was Sie zu tun glauben. Mit einem Partner zu üben ist weitaus erfolgreicher, als zur Kontrolle in einen Spiegel zu schauen. Wenn Sie jemand korrigiert und Ihnen zur richtigen Haltung verhilft, dann sollten Sie einmal das dadurch erworbene, objektive Gefühl der richtigen Haltung mit Ihrem subjektiven Eindruck vergleichen.Ein Problem bei der Selbstbeobachtung im Spiegel ist, daß Sie eine Übung nicht nur durchführen, sondern auch betrachten – und das lenkt vom Fühlen, von dem inneren Erfahren der Bewegung ab. Zweitens kommt es häufig vor, daß man im Spiegel lediglich das sieht, was man sehen will. Den meisten Übenden steht im allgemeinen ohnehin kein Spiegel zur Verfügung, deshalb ist es viel wichtiger, Haltungs- und Bewegungssicherheit über das innere Gefühl zu erlangen. Also, wenn es möglich ist, finden Sie jemanden, mit dem Sie bei diesen Übungen zusammenarbeiten können.

Zweite Übung:
Die Aktivierung der Gehirn-Rückenmarks-Pumpe durch die Bewegung der Ellbogengelenke

Diese Übung soll das Öffnen und Schließen der Ellbogengelenke mit dem Öffnen und Schließen des gesamten Gewebes zwischen Ellbogen und Wirbelsäule (Oberarm, Schulter und Schulterblatt) koordinieren. Dabei wird die zerebro-spinale Pumpe im Bereich von oberer Wirbelsäule und Hals aktiviert, die durch das Vergrößern und Verringern der einzelnen Wirbelabstände angeregt wird: wenn sich die Arme vom Körper fortbewegen, nimmt der Wirbelabstand zu, wenn die Arme an den Körper herangezogen werden, wird der Abstand kleiner.

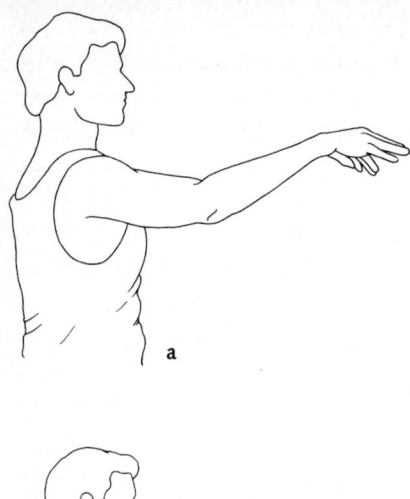

a

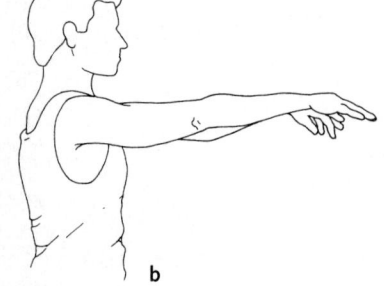

b

Abb. 3: Die Streckung der Ellbogen.
(a) Richtig: Die Ellbogen sind von der Wirbelsäule aus sanft gestreckt.
(b) Falsch: Die Muskeln sind überdehnt und die Ellbogen durchgedrückt.

(1) Strecken Sie die Ellbogen

Während Sie die Schultern entspannen und unten halten, strecken Sie die Ellbogen so weit wie möglich nach vorn, so daß das gesamte Gewebe von der Wirbelsäule über die Schulterblätter bis zum Schulternest weitestmöglich gedehnt und geöffnet wird. Diese Dehnung darf im Verlauf der Übung zu keinem Zeitpunkt geringer werden. Es ist ganz einfach: Ihr Ellbogen bleibt ausgestreckt oder wird noch weiter vom Körper weggestreckt, er darf auf keinen Fall herangezogen werden. Die Muskeln dürfen weder gespannt noch überdehnt sein, wie ein Gummiband müssen sie zwischen Wirbelsäule und Fingern so weit wie möglich ausgezogen werden, nirgends darf ein schlaffer Abschnitt existieren. Sie dürfen aber auch nicht so weit gespannt werden, daß das «Gummi» zurückzuschnellen droht – das könnte zum Beispiel zu einer Muskelzerrung führen. Denken Sie an die 70-Prozent-Regel!

(2) Öffnen und schließen Sie die Ellbogengelenke

Jetzt beugen und strecken Sie die Arme, um die Gehirn-Rückenmarks-Pumpe in Gang zu bringen. Verändern Sie gleichzeitig auch die Wirbelabstände – alles im Rahmen der 70-Prozent-Regel. Wenn Sie die Wirkungen dieser Übung von der mittleren Brustwirbelsäule (zwischen den Schulterblättern) bis hinauf zum oberen Nacken spüren, haben Sie das Lernziel erreicht. Diese Pumptechnik ist ohne guten Lehrer äußerst schwer zu beherrschen, weil Sie auf sehr subtilem Niveau spüren müssen, was im Inneren vorgeht. Der Lehrer muß normalerweise erst einmal die Arme des Schülers zurechtrücken, bevor dieser das angestrebte Gefühl wahrnimmt. Der innere Prozeß ist außergewöhnlich intensiv, bleibt aber nach außen fast unsichtbar. Nur gut geschulte und erfahrene Beobachter können die inneren Vorgänge mitbekommen.

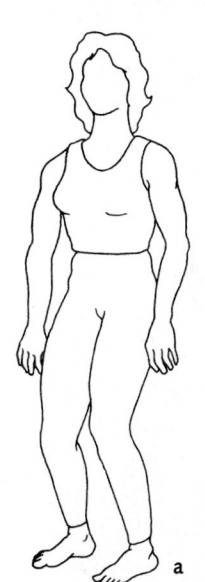

Dritte Übung:
Das Drehen der Wirbelsäule durch die Öffnung der Hüftgelenke

(1) Koordinieren Sie die Drehung von Ober- und Unterkörper

Nun sind Sie bereit für die Drehbewegungen, was bedeutet, daß Sie jetzt die senkrechte Mittellinie auf der Vorderseite des Rumpfes bewußt in die Qi-Gong-Bewegungen integrieren. In Abbildung 4a sehen Sie die korrekte Körperhaltung beim Drehen. Beachten Sie bitte, wie die Mittellinie erhalten bleibt. Abbildung 4b zeigt, wie sich die meisten Leute zunächst drehen: sie verwinden die Mittellinie und trennen dadurch den Oberkörper vom Unterkörper.

Halten Sie die Hände in gleichem Abstand von der Mittellinie und drehen Sie sich von einer Seite zur anderen.

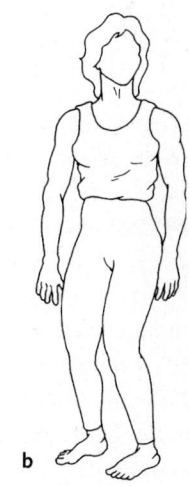

Abb. 4: Die Körperdrehung.
(a) Richtig: Nase, Solar plexus und Schambein befinden sich in einer Linie.
(b) Falsch: Die senkrechte Linie durch Nasenspitze, Solar plexus und Schambein ist nicht eingehalten.

Denken Sie an alles, was Sie bis jetzt gelernt haben: die Lendenwirbelsäule ist aufgerichtet, Hüfte, Knie und Knöchel sind aufeinander abgestimmt. Die Brust ist rund, die Schultern und die Ellbogen sind gesenkt, und die Füße berühren flach und mit gleichmäßigem Druck den Boden. Von nun an schließen alle neuen Techniken den bereits gelernten Stoff immer mit ein.

(2) Starten Sie die Körperdrehung aus dem «kua»

Der Körper besitzt viele natürliche Scharniere. Die Fingergelenke gestatten den Fingern, sich zu krümmen, mit den Handgelenken können Sie die Hände auf- und abbewegen, und das Ellbogengelenk erlaubt die Beugung des Armes. In der Hüfte erstreckt sich das entsprechende Scharnier über die Leistenbeuge hinaus. Die Chinesen bezeichnen dieses komplexe Beugesystem als «kua» (siehe am Ende von Kapitel 5: Öffnen und Schließen des «kua»). Die meisten Menschen drehen sich zur Seite, indem sie die Muskeln zwischen den Rippen und den Hüftknochen benutzen oder, was noch häufiger vorkommt, indem sie die Schultern verdrehen. Aus der Sicht der Qi-Gong-Prinzipien, welche die Wahrung der Einheit von Rumpf und Wirbelsäule verlangen, ist solches Drehen unkorrekt. Der Rumpf muß tatsächlich aus der Leistengegend heraus gedreht werden. Später, wenn sich dieser Mechanismus eingespielt hat, können Sie weitere Muskeln aus dem Bereich bis zur Taille (chines. «yao» – Unterbauch) integrieren. Auf keinen Fall dürfen Sie die Hüften von den Schultern aus drehen, denn das unterbricht die Energieverbindung zwischen den Armen und der Wirbelsäule – und es verdreht die Wirbelsäule.

(3) Das «kua» führt die Wirbelsäule, den Unterbauch und die Brust

So wie Sie die Arme energetisch nicht von der Wirbelsäule abkoppeln dürfen, sollten Sie auch die Wirbelsäule nicht von den Hüften, dem Unterbauch und der Brust trennen. Um sie miteinander in Verbindung zu halten, müssen die Bewegungen vom «kua» ausgehen; dann kann sich der Unterbauch der Hüfte anschließen und die Brust dem Unterbauch. Üben Sie dies, indem Sie die Arme, wie in Übung 1 beschrieben, nach vorn ausstrecken. Auf beiden Körperseiten müssen Schulternest und «kua» auf einer senkrechten Verbindung liegen. Diese beiden Senkrechten sollten Sie immer parallel zueinander ausrichten. Dann ist die Wirbelsäule nicht verdreht, und auf alle inneren Organe wird gleichmäßiger Druck ausgeübt.

Beim Drehen besteht die Gefahr, daß die einzelnen Körperteile sich wieder unabhängig voneinander bewegen. Die Beine müssen noch einmal ausgerichtet und die Arme wieder in parallele Stellung gebracht werden.

Selbst wenn diese Vorgänge sehr einfach erscheinen, bleibt ein kompetenter Lehrer doch unersetzlich. Sie werden bald selbst merken, daß zwischen dem, was man zu tun glaubt, und dem, was man tatsächlich tut, ein großer Unterschied besteht. Ein Lehrer kann Ihnen sehr dabei helfen, diese Diskrepanzen zu verdeutlichen.

(4) Die Massage der inneren Organe

Die nächste wichtige Aufgabe der Drehbewegung (nachdem Sie gelernt haben, den Rumpf, die Arme und die Beine als eine Bewegungseinheit zu koordinieren) besteht darin, sanften Druck auf die inneren Organe auszuüben. Das innere Drehen und Winden versetzt die Organe in so optimale Verfassung, wie sie, vergleichsweise, ein geübter Masseur erreicht, der die Muskeln eines Patienten kräftig knetet. Die hier beschriebene Massage durch Körperdrehung führt dazu, daß sich das Qi in den inneren Organen sammelt und die Wirbelsäule mit den inneren Organen energetisch verbindet.

Die Drehbewegung aktiviert auch automatisch den Qi-Fluß in den Gürtelgefäßen, die horizontal um den Körper herum verlaufen.

(5) Die seitliche Gewichtsverlagerung

Bei dieser Übung wird das Gewicht von einer Seite zur anderen verlagert, während sich der Unterbauch um die eigene Achse dreht. In der Mittelposition ist das Gewicht gleichmäßig auf beide Füße verteilt, und der Unterbauch zeigt nach vorn. Bewegen Sie das Gewicht zu 100 Prozent auf das linke Bein, und drehen Sie den Unterbauch nach links. Dann geht es zurück durch die Mittelposition und weiter nach rechts: Sie verlagern das Gewicht zu 100 Prozent auf das rechte Bein und drehen den Unterbauch nach rechts. Wiederholen Sie diese Sequenz. (Achtung! Viele Leute tendieren unbewußt zu einer gegenläufigen Bewegung: wenn sie sich nach rechts drehen, verlagern sie das Gewicht zurück auf das linke Bein, und umgekehrt.*)

---

* Für Anfänger ist es sicher leichter, wenn sie zunächst das Gewicht vollständig (100 Prozent) auf ein Bein verlagern und dann erst drehen.

Vierte Übung:
Die seitliche Senk- und Hebebewegung

Die folgende Bewegung bewirkt eine einfache Pumpbewegung im Körper, so daß in der einen Körperhälfte Energie aufsteigt und in der anderen abfließt.

(1) Senken Sie eine Hand, und fühlen Sie die andere aufsteigen

Zu Beginn befindet sich ein Arm auf Schulterhöhe und der andere·noch neben der Rumpfseite. Die Handflächen weisen nach unten. Wenn Sie eine Hand senken, steigt die andere gleichzeitig nach oben. Der sinkende Arm sollte ein Gefühl hervorrufen, als ob Energie oder Blut im Bein auf der gleichen Seite hinab und in den Boden fließt. Das Absinken der Energie auf der einen Seite sollte gleichzeitig auf der anderen Körperseite die Empfindung auslösen, als ob dort die Energie aufsteigt und die Hand hebt. Wenn Sie diese flaschenzugähnliche Bewegung üben, müssen Sie unbedingt darauf achten, daß die sinkende Hand die andere Hand zum Steigen veranlaßt – und nicht anders herum. Energie, die auf der einen Seite sinkt, veranlaßt die Energie auf der anderen Seite aufzusteigen. Dagegen «kann» aufsteigendes Qi die Energie auf der anderen Seite zum Sinken bringen; das kann, muß aber nicht so eintreten.

(2) Die Koordination der Gliedmaßen einer Körperseite

Als nächstes verlagern Sie das Gewicht von einer Seite so auf die andere, daß das gewichtaufnehmende Bein zur gleichen Körperseite gehört wie die sinkende Hand. Wenn die linke Hand sinkt, wird das Gewicht auf das linke Bein verlagert; und wenn die rechte Hand sinkt, wird das Gewicht auf rechts verlagert. Dieser Vorgang auf der belasteten Seite veranlaßt die Energie im gegenüberliegenden Arm und dem zugehörigen Bein nach oben zu steigen.

Fünfte Übung:
Das «Spinnen des Seidenfadens»

(1) «chan si jing»: die spiralförmig fließende Energie, die natürliche Kraft verleiht

Jetzt sind wir in der Lage, uns mit den Spiralbewegungen der Arme zu beschäftigen. Natürliche Gelenkbewegungen und der Energiefluß im menschlichen Körper verlaufen auf Spiralen, die stark den Strukturen der DNS-Doppelhelix ähneln. Die meisten Menschen bedienen sich solcher Spiralbewegungen selten, gute Sportler schon öfter und überdurchschnittlich Körper- und Bewegungsbegabte nutzen diese Spiralen ausschließlich – und bis ins hohe Alter.

Im Taijiquan bezeichnet man diese Fertigkeit als «chan si jing» oder «den Seidenfaden aufwickeln». Diese Metapher stammt aus der Seidenherstellung, bei der die Rohseide so vorsichtig von dem Kokon der Seidenspinnerpuppe abgewickelt wird, daß der Faden nicht reißt. Die beiden anderen inneren Kampfkünste, Xingyiquan und Baguazhang, kennen dieses Prinzip unter dem Namen «luo xuan jing» oder «bohrende bzw. drehende Kraft». Dieser Begriff orientiert sich an der vorwärtsdrehenden Bewegung, mit der eine Schraube in die Wand versenkt wird. Die Bezeichnungen sind unterschiedlich, aber die Funktion ist in beiden Fällen die gleiche. Die drehende Bewegung der Muskeln, die dem natürlichen, spiralförmigen Energieverlauf im Körper folgt, kann schon bei Säuglingen beobachtet werden. Die ersten Versuche der Babys, die Arme und Beine zu bewegen oder sich zu wälzen und zu krabbeln, beruhen auf Spiralbewegungen und nicht auf geradlinigen Muskelbewegungen.

(2) Die Spiralbewegung mit dem ganzen Arm

Damit wir mit dieser spiralförmigen Bewegung vertraut werden, konzentrieren wir uns zunächst auf die Arme, später kommen die Hüfte und die Beine hinzu. Senken Sie Ihre Hände neben die Hüften, die Fingerspitzen zeigen nach vorn. Die Handgelenke sind so gebeugt, daß die Handflächen und die Spitzen der Ellbogen zum Boden weisen und leicht nach unten drücken. Beginnen Sie, Ihren schwächeren Arm langsam und gleichmäßig zu heben und die Hand zu drehen. Den schwächeren Arm erkennen Sie daran, daß seine Bewegungen schlechter zu koordinieren sind. Mit der kombinierten Hebe- und Drehbewegung sollten Sie etwa Brust- oder Nasenhöhe erreichen. Je höher die Hand steigt, um so größer ist die Dehnung für den Rücken und die Schulterblätter. Berücksichtigen Sie die 70-Prozent-Regel, und steigern Sie die Höhe der Hand nur in dem Maße, wie sich Ihr Rücken öffnen läßt. Die Hand erreicht ihre Endstellung an der Mittellinie der vorderen Rumpfseite («centerline»). Die Handfläche ist in der oberen Position nach oben gedreht und dem Gesicht zugewandt, der Unterarm weist etwa 45° nach oben, und der Ellbogen ist in einem stumpfen Winkel gebeugt. Der Arm und die Hand kehren auf der gleichen Kurvenbahn zur Ausgangsstellung zurück.

Wie in allen daoistischen Körperübungen geht die Spiralbewegung von dem Bereich zwischen Wirbelsäule und Schulterblatt aus, pflanzt sich durch die Schulter, den Oberarm, den Ellbogen und den Unterarm fort und schließt in den Fingern ab.

Der Trick, oder das Geheimnis, besteht darin, die Hand absolut proportional zur Steige- bzw. Sinkrate zu drehen. Wenn die Hand z.B. 10 Prozent der Entfernung von der Hüfte zur Nasenhöhe zurückgelegt hat, hat sie sich auch um 10 Prozent gedreht. Auf halbem Wege zwischen Anfangs- und Endpunkt steht die Handfläche senkrecht bzw. 50 Prozent gedreht – und in diesem Sinne geht es weiter.

Während dieses Vorgangs ist es äußerst wichtig, daß die Achselhöhlen offen bleiben und die Arme nicht die Rippen berühren. Frauen sollten darauf achten, jederzeit mindestens eine Handbreit Abstand zwischen den Brüsten und den Armen zu wahren. Außerdem müssen die Ellbogen immer gebeugt sein und nach unten ziehen, so daß zu jedem Zeitpunkt der Bewegung eine Orange in die Armbeuge paßt. Die Schultern bleiben gesenkt, wenn sich die Arme heben.

(3) Die Koordination der Armspirale mit dem Drehzentrum im «kua»

Das Steigen und Sinken und die Spiralbewegung des Arms werden im nächsten Schritt mit der Drehbewegung aus dem «kua» und der Gewichtsverlagerung verknüpft. Wenn sich der Unterbauch dreht, wird der Arm rund und bildet einen Bogen, um sich auf die Drehung einzustellen. In der unteren Position erreicht der Daumen seine seitliche Endstellung vor der Außenkante der Hüfte, die Finger weisen in die gleiche Richtung wie die Körperfront. Prinzipiell weisen alle wichtigen Abschnitte der Körperfront (Schambein, Solar plexus, Nase), die beiden seitlichen Senkrechten vom Schulternest zum «kua» und die Fingerspitzen ständig in eine gemeinsame Richtung. Die Seite, auf der die Handfläche nach unten zeigt, ist die Körperhälfte mit dem belasteten Bein. Wiederholen Sie diese komplexe Bewegung mit dem anderen Arm und der anderen Hand.

(4) Die Spiralbewegung der Beinmuskeln

Die Oberschenkel- und Wadenmuskeln sollen sich im gleichen Sinn wie der Unterbauch drehen. Die Geschwindigkeit soll auf die der Arme abgestimmt sein. Das Drehen der Beine, im Amerikanischen als «wrapping» (einwikkeln) bezeichnet, erfüllt zwei Aufgaben. Erstens verhindert es Schäden im Kniegelenk. Zweitens bewegt es das Gewebe des Beines in Spiralen, so daß die spiralförmig fließende Energie, die im Energiekörper erzeugt wird, besser vom Körper aufgenommen werden kann.

(5) Die vollständige Wolkenhand-Übung

Der abschließende Schritt verlangt, daß beide Hände sich gleichzeitig bewegen. Dadurch werden beide Gehirnhälften koordiniert. Das Gewicht ruht fürs erste vollständig auf dem linken Bein, und Ihr Rumpf ist zur linken Seite gedreht. Die linke Handfläche zeigt nach unten und befindet sich vor der linken Hüfte, die rechte Handfläche weist nach oben und hat etwa Nasenhöhe erreicht.

Verlagern Sie Ihr Gewicht langsam zur rechten Seite. Wenn Sie die Mitte des Weges erreicht haben (d. h. Gewichtsverteilung 50 Prozent links und 50 Prozent rechts, Körperfront gerade nach vorn), sind beide Hände auf gleicher Höhe angelangt, die Handflächen stehen einander gegenüber und befinden sich beide nahe der Mittellinie des Rumpfes («centerline»). Zum Abschluß der Drehung zur rechten Seite ist die linke Handfläche etwa auf Nasenhöhe gestiegen, die rechte Hand wird, mit der Handfläche nach unten, senkrecht unter der Achselhöhle vor der Außenseite der rechten Hüfte stehen. Beide Hände drehen sich in dem Tempo um ihre Längsachse, das exakt ihrer Steig- bzw. Sinkgeschwindigkeit entspricht. Mit zunehmender Übung sollten die Wolkenhände, statt sich aus zwei separaten Teilbewegungen zusammenzusetzen, zu einer gleichmäßig fließenden, organischen Bewegung zusammenwachsen.

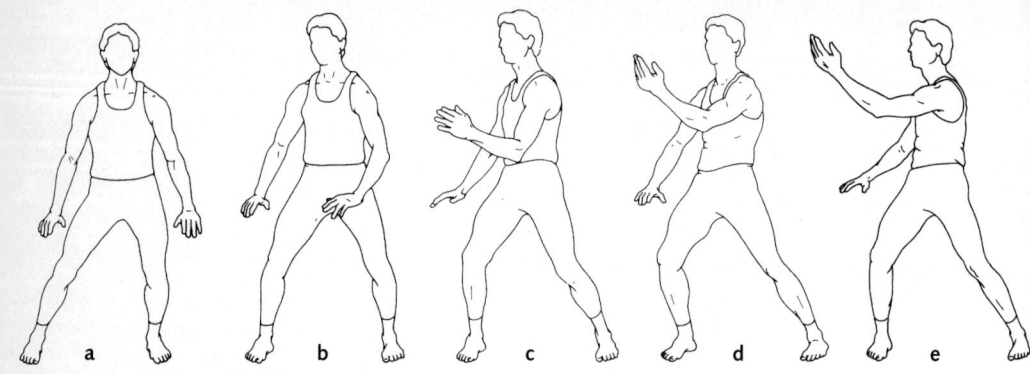

a   b   c   d   e

Abb. 5: Die Wolkenhände. Diese Qi-Gong-Elementarbewegung ist ein ununterbrochener Fluß. Die Standbilder zeigen dynamische Durchgangsetappen, keine statischen Haltepunkte.

(a) Ausgangsposition: Das Gewicht ruht zu 100 Prozent auf dem linken Bein, die Arme befinden sich seitlich des Rumpfes bzw. der Oberschenkel.

(b), (c), (d) und (e): Verlagern Sie das Gewicht zu 100 Prozent auf das rechte Bein, während sich der Körper bis in die rechte Leiste dreht. Gleichzeitig schrauben und heben Sie den linken Arm.

(f) Beginnen Sie das Gewicht zur linken Seite zu verlagern und den Körper nach links zu drehen. Gleichzeitig beginnt der höhere (linke) Arm sich schraubend zu senken, und der tiefere (rechte) Arm steigt schraubend nach oben.

(g) Durchgang in der Mitte: Das Gewicht ist gleichmäßig auf beide Beine verteilt, die Körperfront weist nach vorn, und die Handflächen sind einander zugewandt – die Hände befinden sich in deutlichem Abstand von der Mittellinie.

(h), (i) und (j): Fahren Sie fort, den Körper weiter zur linken Seite zu verlagern, bis 100 Prozent des Gewichts auf dem linken Bein ruhen und der Körper in die linke Leiste gedreht ist. Gleichzeitig schrauben Sie die Arme – den linken abwärts, bis sich die Hand mit zum Boden gewandter Handfläche neben der linken Hüfte befindet, und den rechten Arm aufwärts, bis die Hand auf Nasenhöhe angelangt ist.

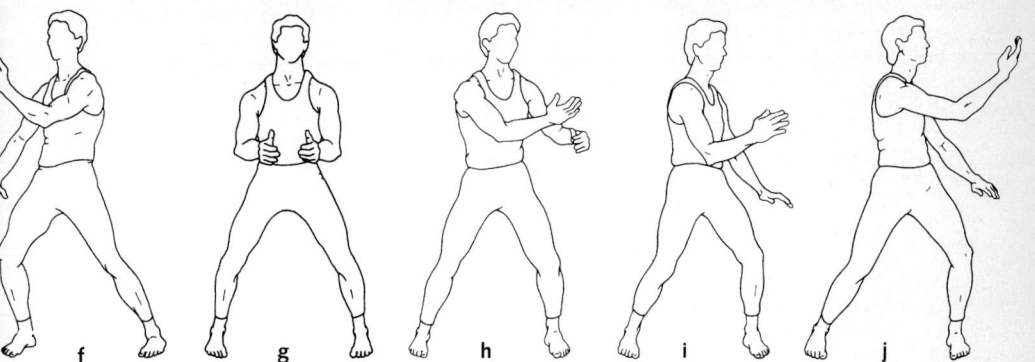

Obwohl diese Übung unter Umständen sehr schwer zu erlernen ist, verschafft sie dem Körper aber auch mehr Bewegungsfreiheit und ein intensiveres Energiegefühl, als er je erfahren hat. Diese simple Wolkenhand-Bewegung* enthält die Grundlagen für fast jede Bewegung im Taijiquan. Alle weiteren Bewegungen des Taijiquan helfen lediglich, die hier begonnene Dehnung der verschiedenen Körpergewebe fortzusetzen. Dieses Qi-Gong-Dehnen beseitigt alle Blockaden und Engpässe, mehrt das Qi und lockert den Körper.

* Den Begriff «Wolkenhände» gibt es nicht nur im Taijiquan. Der Autor hat in China über 400 Übungen kennengelernt, die unter dieser Bezeichnung laufen. «Wolkenhände» ist im Grund genommen nur eine poetische Beschreibung, die für viele Interpretationen offen ist.

7

Die erste Schwungübung

Die Energiesteigerung in den inneren Organen und den Gelenken

Die folgenden drei Übungen werden im Chinesischen «shuai shou» (Arme schwingen) genannt, bei uns sind sie auch als Schwung bzw. Schwünge bekannt. Ihre primäre Aufgabe ist, die Organe im unteren, mittleren und oberen Rumpfdrittel verstärkt mit Energie zu versorgen; zusätzlich sollen sie die Gelenke in den Hüften, Schultern, Ellbogen und Händen vollständig öffnen.

Die drei Zinnoberfelder («dantian») und die drei Erwärmer («jiao»)

Im Rahmen der Qi-Gong-Übungen trifft man immer wieder auf die drei Zinnoberfelder, die jeweils unterschiedliche Aufgaben zu erfüllen haben. Das untere Zinnoberfeld befindet sich knapp unterhalb des Bauchnabels. Es bildet das energetische Zentrum im physischen Körper. (Diesen Komplex haben wir in Kapitel 4 behandelt.)

Das mittlere Zinnoberfeld liegt auf der Mitte des Brustbeins (das entspricht etwa der Höhe des Herzens). Dieses «dantian» ist das Energiezentrum, durch das ein Mensch Beziehungen zu anderen Personen und deren Gefühlen aufnimmt und sie prägt. Außerdem befindet sich hier die Quelle der Gedanken und der Absichten. Dem mittleren «dantian» entspringen Mitgefühl und Wohlwollen, hier werden auch die negativen Emotionen umgewandelt.

Das obere «dantian» in Höhe des Dritten Auges ist für Kontakte zu körperlosen Wesen, sublimen Gedankenformen und höheren Dimensionen zuständig.

Als Qi-Gong-Novizen beschäftigen wir uns hauptsächlich mit dem unteren «dantian». Die beiden höheren Zinnoberfelder stehen im Mittelpunkt fortgeschrittener Qi-Gong-Methoden und der daoistischen Meditation.

Ebenso gelten unsere Bemühungen allen drei Erwärmern («jiao») des Körpers. Der untere Erwärmer beginnt unterhalb des unteren Zinnoberfeldes und reicht in den Boden hinein. Er reguliert die Funktion und Gesundheit der Beine, des Urogenitalbereichs, des Dickdarms und der Nieren – letztere werden auch vom mittleren Erwärmer erfaßt.

Der mittlere Erwärmer erstreckt sich vom unteren Zinnoberfeld bis zum Solar plexus. Er ist für die meisten inneren Organe (Dünndarm, Milz, Bauchspeicheldrüse, Leber, Magen, Gallenblase) zuständig. Der obere «jiao» reicht von der Brust bis zum Scheitel und schließt die Arme ein. In seinen Bereich fallen das Herz, die Lunge und das Gehirn.

Jeder der drei Schwünge sorgt in dem jeweiligen Erwärmer für die notwendige Energie. Die erste Schwungübung öffnet vor allem die Bahnen für das Qi der unteren inneren Organe, des Urogenitalbereichs, des Magens und der Därme. Diese Übung eignet sich besonders für Personen, die sich mit Verstopfung, sexuellen Störungen und Nierenproblemen herumplagen – sowohl im Sinne der chinesischen als auch der westlichen Medizin. Außerdem hilft diese Qi-Gong-Bewegung gegen kalte oder feuchtkalte Hände und Füße.

Eine Anleitung für die erste Schwungübung

Die Bein- und Hüftbewegungen

Die Gewichtsverlagerung, das Öffnen und Schließen der Beingelenke, die Drehung des Unterbauches und die Beugung des «kua» sind im Grunde genommen die gleichen, die Sie schon bei den Wolkenhänden gelernt haben.

(1) Die Drehgeschwindigkeit

Bei dieser Übung wird das Gewicht ziemlich schnell von einem Bein auf das andere verlagert. Beginnen Sie schneller als Zeitlupentempo, aber noch nicht so schnell, wie es Ihnen vielleicht möglich wäre. Es ist äußerst wichtig, daß der Kopf in der Mittelachse des Körpers bleibt, und mit ihm die Nase, das Brustbein, der Bauchnabel und das Schambein. Dazu kommen noch die vier Endpunkte der seitlichen senkrechten Verbindungen, Schulternest und «kua», die unverändert korrekt ausgerichtet bleiben müssen.

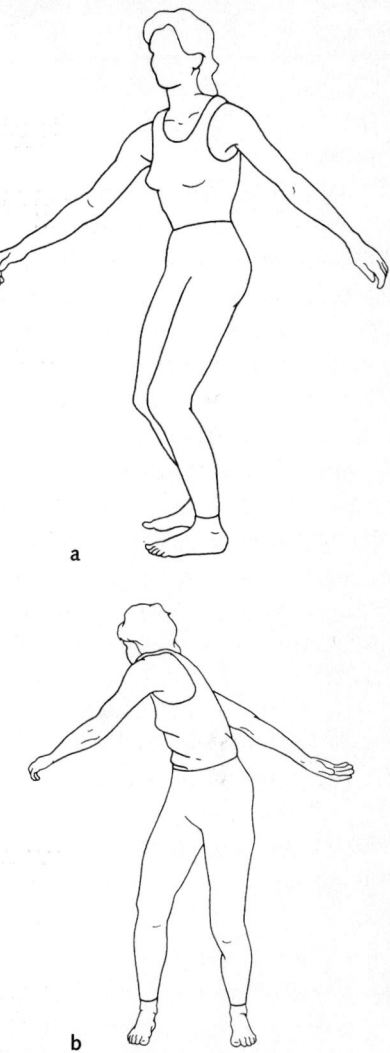

Abb. 1: Die Mittelachse.
(a) Richtig: Nasenspitze, Solar plexus und Schambein befinden sich in einer senkrechten Linie.
(b) Falsch: Die Schultern und der Kopf sind weiter gedreht als die Hüften.

(2) Die Vermeidung von Überbelastung

Obwohl die Beinbewegungen prinzipiell die gleichen sind wie in den Wolkenhänden, sollte noch einmal auf die wichtigen Punkte hingewiesen werden:

– das Perineum bleibt offen
– der Körper wird durch Beugung des «kua» gedreht – die Knie sind leicht gebeugt (das wird besonders schnell bei dem unbelasteten Bein übersehen)
– die Knöchel und die Knie sind korrekt ausgerichtet
– die Oberschenkel drehen in die gleiche Richtung wie der Unterbauch, damit es im unteren Rücken und den Knien nicht zu Überlastung oder Zerrungen kommt.

(3) Die Entspannung der Arme

Die Arme baumeln von den Schultern herab, ohne jegliche Muskelkontrolle, die Bewegungen in irgendeine Richtung verursachen könnte. Noch deutlicher ausgedrückt: sie sollen wie leblos herabhängen. Bemühen Sie sich deshalb, die Schultern, Ellbogen, Handgelenke, Handflächen und Finger so weit wie möglich bewußt zu entspannen. Mit jedem Schwung, der die inneren Organe aktiviert und energetisiert, versuchen Sie, die Arme immer noch weicher zu machen, bis sich die Armgelenke anfühlen, als ob sie mit Wasser oder einer warmen Flüssigkeit gefüllt wären.

Die Spannungsauflösung in den Schultern und Ellbogen

Besondere Aufmerksamkeit verdient die Entspannung der Ellbogen, in diesem Gelenk müssen Sie jede unangemessene Kraft vermeiden. Um zu lernen, wie sich ein «kraftloser» Arm anfühlt, üben Sie wieder mit einem Partner. Er hält Ihren Oberarm parallel zum Boden, der Ellbogen ist so gebeugt, daß der Unterarm senkrecht nach oben weist. Entspannen Sie den Arm vollständig. Der Partner läßt dann den Arm los, der, entspannt und von der Erde angezogen, ungehindert heruntersackt. Die bei den meisten Menschen übliche Spannung in den Armen verhindert so eine freie Abwärtsbewegung. Üben Sie diesen Fall noch ein paarmal, bis der Arm leicht und locker heruntersinkt. Das ist das Ergebnis und der Beweis, daß Sie unangemessene Kraft und unnatürliche Spannung im Arm überwinden können.

Als nächstes heben Sie den ganzen Arm senkrecht nach oben und lassen ihn los. Wiederholen Sie das so lange, bis der Arm als Ganzes völlig entspannt nach unten schwingt, ohne daß ihn irgendwelche Muskelbewegungen abbremsen. Entspannung, verbesserter Blutkreislauf und ungehinderter Fluß in den Nervenbahnen reichen bis in den Arm hinein – und der zunehmende Qi-Fluß führt dazu, daß die Bewegungen leichter und gleichmäßiger ablaufen.

Die Bewegungsverstärkung durch Zentrifugalkraft

Bei den Schwungbewegungen sollen sich die Arme nie separat bewegen. Sie werden durch die Zentrifugalkräfte angetrieben, die durch die seitwärts gerichteten Drehbewegungen und Gewichtsverlagerungen entstehen. Die Drehung nach rechts beugt den linken Arm und führt ihn vor den Rumpf, gleichzeitig wird der rechte Arm hinten herum geschwungen. Bei der Drehung nach links verläuft alles entsprechend entgegengesetzt.

Wenn die Zentrifugalkraft die Arme vom Körper wegschwingt, öffnen sich die Gelenke in den Armen und den Schultern. Wenn die Arme zum Körper hinschwingen, schließen sich die Gelenke in den Armen und Schultern.

All diese Vorgänge müssen durch Fühlen von innen, nicht durch visuelle Kontrolle, geführt werden. Zwischen dem intellektuellen Wissen um die Armschwünge und der kinästhetischen Wahrnehmung besteht ein großer Unterschied. Wie schon bei den Wolkenhänden empfohlen, ist es auch bei dieser Qi-Gong-Bewegung von Vorteil,

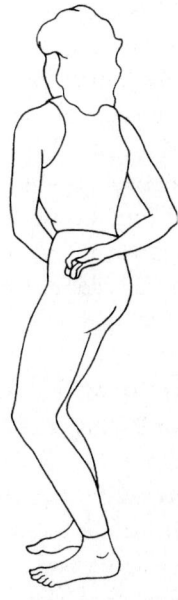

Abb. 2: Bei der Drehung nach rechts wird der rechte Arm bis auf den Rücken geschwungen, der linke Arm schwingt vor dem Körper.

mit einem Partner zusammenzuarbeiten, als sich auf einen Spiegel zu verlassen. Der Spiegel vermittelt Ihnen nur ein visuelles und intellektuelles Verständnis der Bewegung.

Es ist äußerst wichtig, daß Sie die bewußte Aufmerksamkeit einzusetzen lernen, um den Arm zu entspannen und loszulassen. Auf gar keinen Fall dürfen Sie mit Hilfe der Arm- und Schultermuskeln die Gelenke beugen und die Arme und Hände bewegen. Die Schultern müssen gesenkt und völlig entspannt bleiben.

Die Handbewegungen

Am Anfang werden sich Ihre gebeugten Arme bei der Seitwärtsdrehung nicht weiter als auf Oberschenkelhöhe schwingen lassen. Mit zunehmender Entspannung leisten die Arme der vom Unterbauch ausgehenden Zentrifugalkraft immer weniger Widerstand. Wenn dieses Stadium erreicht ist und die Drehung aus dem Unterbauch noch fließender geworden ist, nimmt die Beweglichkeit in den Ellbogen so weit zu, daß sich die Unterarme schließlich parallel zum Boden aufwärtsschwingen lassen. In dieser Position schlagen die Hände von vorne sanft gegen den Bauch und auf der Rückseite ebenso behutsam gegen die Nieren. Mit übertriebener Kraft auf die Nieren zu schlagen wäre eine sichere Methode, sich selbst weh zu tun. Schläge zu den Nieren sind im Boxsport nicht umsonst wegen ihrer gefährlichen Wirkung verboten. Es gibt zwar Qi-Gong-Methoden, mit denen sich Nierenschläge verdauen lassen, diese können aber nur unter permanenter Betreuung eines Meisters erlernt werden.

Bei den Schwüngen ist es äußerst wichtig, daß der Raum unter den Achseln offenbleibt und die Arme nicht die Rippen berühren.

Mit fortschreitender Zeit und wachsendem Können werden die Arme bei der Drehung zur Körpermitte gesundes Qi in den Körper hineintragen und beim Wegschwingen vom Körper verbrauchtes Qi mitnehmen. Im weitesten Sinne läßt sich dieser Prozeß mit dem Gasaustausch (Kohlendioxyd durch Sauerstoff) bei der Atmung vergleichen.

Die Kopfhaltung

Einer der häufigsten Fehler, der im allgemeinen aber nicht lange anhält, ist, den Kopf bei zunehmender Lockerung der Arme und des Unterbauchs nach vorn sinken zu lassen. Je mehr sich die Leute entspannen können, um so weiter sinkt der Kopf herab. Dabei handelt es sich um einen elementaren neurologischen Reflex: Im Zustand sensibelster Körperwahrnehmung (Kinästhesie) beginnen die Augen zuzufallen, der Kopf sinkt herab, und die Wirbelsäule sackt zusammen. Bei den hier vorgestellten Übungen ist es deshalb sehr wichtig, sich dieser Reflexe bewußt zu sein und gegenzusteuern (Kopf aufrichten, Augenbrauen und Unterkiefer parallel zum Boden halten), so daß der Körper innerlich entspannt bleibt, aber nicht in sich zusammensinkt.

Die Handflächen und Finger

Bei dieser Qi-Gong-Übung sollten die Arme, und nur sie allein, weich wie nasse Lappen sein. Das bringt uns zum letzten Detail: Vermeiden Sie, die Finger in irgendeiner Stellung zu krümmen. Lassen Sie die Handflächen weich und geschmeidig. Der Spannungsgrad in der Hand deutet auf die Spannung in Ihrem Körper hin, und er beeinflußt auch den restlichen Körper. Die Entspannung in den Händen wirkt sich zudem positiv auf das Nervensystem aus.

Der zentrale Energiekanal

An dieser Stelle lassen Sie uns bitte ein wichtiges Element der Körperenergie betrachten: die Energiebahn, die senkrecht in der Rumpfmitte verläuft. Ein Schnitt entlang der zentralen Achse würde diesen Energiekern der Länge nach halbieren. Die Hauptbahn verläuft von der Mitte des Kopfes zum Perineum. Seitlich schließen sich im Inneren der Arme und der Beine, genauer gesagt, durch das Knochenmark, Fortsetzungen der zentralen Ener-

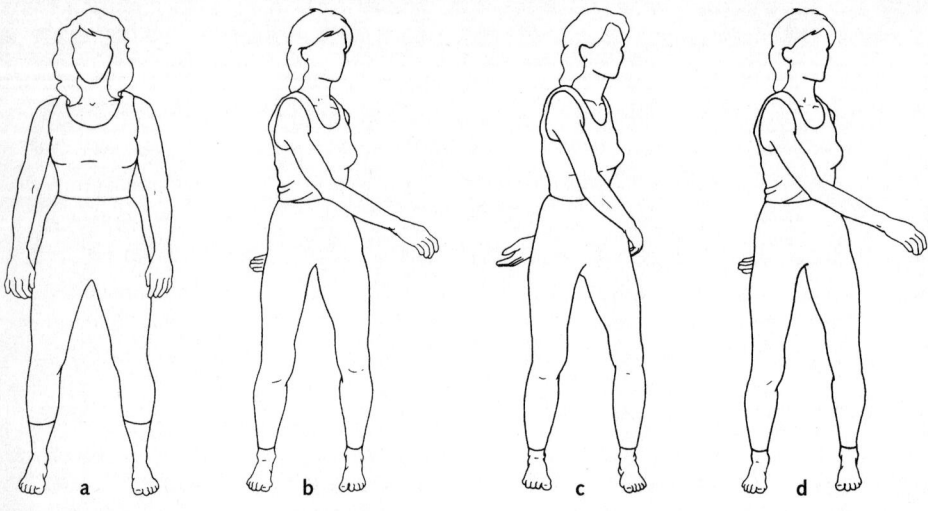

Abb. 1: Die erste Schwungübung. Diese Qi-Gong-Elementarübung fließt ungebrochen und gleichmäßig. Die Standbilder zeigen dynamische Durchgangsetappen, keine statischen Haltepunkte.

(a) Ausgangsbewegung: Das Gewicht ist gleichmäßig auf beide Beine verteilt, der Rumpf weist gerade nach vorn. Die Arme befinden sich seitlich neben dem Körper bzw. neben den Oberschenkeln.

(b) und (c): Verlagern Sie das Gewicht zu 100 Prozent auf das linke Bein, und drehen Sie den Rumpf gleichzeitig nach links. Die Hände schwingen mit der Bewegung um den Rumpf herum und berühren ihn schließlich.

(d) und (e): Drehen Sie aus der linken Seite heraus, und verlagern Sie das Gewicht über die Mittelposition wieder nach rechts – die Hände schwingen mit.

(f) und (g): Verlagern Sie das Gewicht zu 100 Prozent auf das rechte Bein, und drehen Sie den Körper gleichzeitig in die rechte Leiste. Die Hände schwingen um den Rumpf und berühren ihn schließlich.

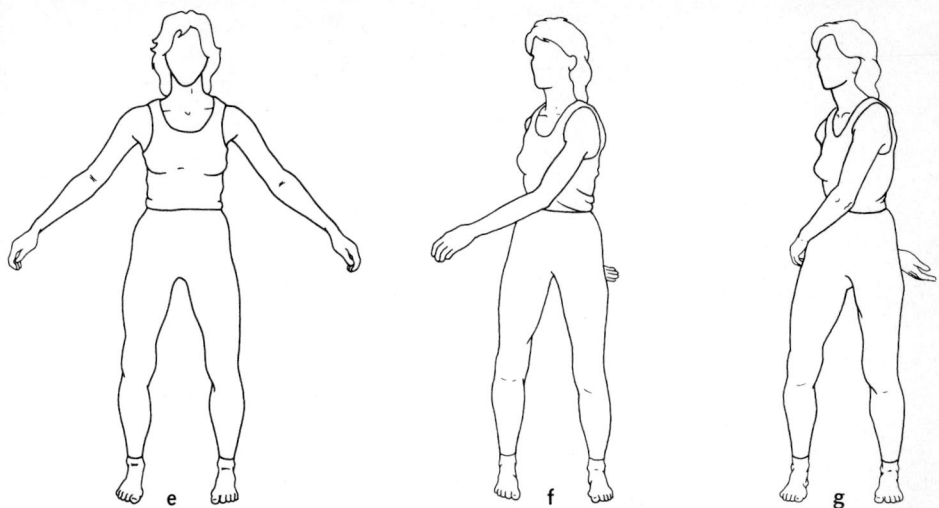

giebahn an. Diese zentrale senkrechte Energiebahn bildet vom Zeitpunkt der Empfängnis die fundamentale Energiequelle zur Ausbildung der körperlichen Strukturen. Sie wird, gemäß der daoistischen Qi-Gong-Tradition, sichtbar durch die Entstehung der Wirbelsäule, der Arme und der Beine. Wenn Sie den Körper drehen, sollten Sie Ihre Aufmerksamkeit auf diesen zentralen Energiekanal richten und ihn als senkrechte Drehachse benutzen. Konzentrieren Sie aber auch einen gewichtigen Teil Ihrer Aufmerksamkeit auf das untere Zinnoberfeld, und machen Sie es zum Drehpunkt Ihrer Bewegung. Es ist wichtig, daß Sie sich aus beiden Energiezentren gleichermaßen bewegen und drehen, weil diese Konstellation zum intensivsten Energieausstoß in alle angeschlossenen Subsysteme des Körpers führt. (Das trifft auch für die Wolkenhände zu. Die gleichmäßige Bewegung aus beiden Zentren läßt sich aber bei den Schwüngen leichter erlernen und dann auf die Wolkenhände rückübertragen.)

8

Die zweite
Schwungübung

Die Stärkung von Leber und Milz
und der Abbau von Streß

Die zweite Schwungübung soll die Organe des mittleren Rumpfabschnitts mit Energie versorgen und stärken. Sie wirkt auf Milz, Leber, Magen und Bauchspeicheldrüse sowie, von den inneren Drüsen, die Nebennieren. Die Beinarbeit ist beim zweiten und dritten Schwung identisch, unterscheidet sich aber von der des ersten Schwungs. Die Armbewegungen der ersten und der zweiten Schwungübung sind gleich.

Die Herausforderung:
Gewichtsverlagerung und Drehung
aus dem «kua»

Die Grundlage aller korrekten Bewegungen in den inneren Kampfkünsten bildet die physische und energetische Verbindung der Beine mit dem Unterbauch. Das trifft auf alle Drehungen und Schritte zu, wie auch auf Wendungen und seitliche Ausweichbewegungen. Die Aufgabe besteht jetzt darin, die Drehungen der Beine und des Unterbauchs durch Sinken und Ausdehnen aus dem «kua» zu initiieren, und nicht durch Drehen im Kniegelenk. Drehbewegung im Knie, d. h. Oberschenkel gegen Unterschenkel, zerstören langsam, aber sicher den unteren Rücken und die Beingelenke.

Eine Übungsanleitung für die zweite Schwungübung

(1) Die Fußstellung und Gewichtsverlagerung

Beginnen Sie mit gleichmäßig auf beide Beine verteiltem Gewicht. Dann verlagern Sie alles Gewicht (100 Prozent) auf die rechte Seite. Die Hüften weisen direkt nach vorn, die Füße stehen, wie bei der Qi-Gong-Standmeditation, schulterbreit und parallel zueinander. Heben Sie jetzt die linke Ferse so, daß nur noch die linke große Zehe den Boden berührt. Der Fuß, das Kniegelenk, das Schambein, die vier Endpunkte der beiden seitlichen Senkrechten an den Schulternestern und in den beiden «kua» sollen alle in die gleiche Richtung, nach vorn, gerichtet sein.

(2) Die feste Verbindung zwischen Hüfte und Fuß

Das Gewicht bleibt auf der rechten Seite, und Sie beginnen, sich nach links zu drehen. Lassen Sie das linke Bein und den linken Fuß um den gleichen Winkel zurückweichen wie die Hüfte. Je weiter Sie einen Zirkel drehen, um so größer wird der gezeichnete Kreisbogen. In unserem Fall stellen Sie sich den belasteten Fuß als Nadelspitze des Zirkels vor. Die Wirbelsäule und der Unterbauch bilden den Zirkelschaft. Das gebeugte linke Bein (während dieser Übung darf es nie gestreckt werden) ist der Zirkelschenkel mit der Reißmine, der linke Knöchel und der linke Fuß stellen, in unserem Vergleich, die Mine dar.

Angenommen, Ihre Hüftweite beträgt 40 cm. Wenn sich Ihre Hüften um 45° drehen, bewegen sich die Zehen Ihres linken Fußes in einem Bogen um gut 20 cm zurück. Ihre linke Ferse bewegt sich ebenfalls um rund 20 cm zurück.

Das ist nur möglich, wenn die Zehen, die Ballen Ihres linken Fußes, die Ferse, das Knie, die Seite der Hüfte, die vier Punkte an den Schultern und in der Leistengrube – während der gesamten Übung – exakt ausgerichtet sind und die Beugung des linken Beins unverändert stabil bleibt. Das rechte Bein darf ebenfalls weder gestreckt noch gebeugt werden.

Der unbelastete Fuß hebt sich deutlich um drei bis fünf Zentimeter vom Boden, wenn Sie mit der Drehung beginnen. Zum Ende der Drehbewegung setzen Sie die vorderen Ballen des Fußes auf den Boden.

Dieses Heben und Absetzen des unbelasteten Beines wiederholt sich während der Gewichtsverlagerung von einer Seite zur Mitte und von der Mitte zur Seite.

(3) Der Schutz des Kniegelenks
Es ist wichtig, daß die Drehung aus dem «kua» kommt und nicht im Kniegelenk stattfindet. Wenn Sie drehen, rollen Sie die Wadenmuskeln in die gleiche Richtung wie die Hüfte.
Dadurch wird verhindert, daß das Drehmoment der Hüfte zu Zugbewegungen und Verdrehungen im Kniegelenk führt. Begeisterten Skisportlern wird diese Übung besonders helfen, ihre sportliche Vorbereitung gelenkschonend zu intensivieren.

(4) Die Rückkehr zur Ausgangsposition
Nachdem die Linksdrehung abgeschlossen ist, drehen Sie zur Mitte zurück. Die beiden Füße stehen jetzt wieder parallel zueinander. Die linke Ferse schwebt noch über dem Boden, das Gewicht lastet immer noch auf dem rechten Bein. Dies ist, um bei unserer bildhaften Beschreibung zu bleiben, die Rückkehr der Zirkelmine zum Ausgangspunkt. Wieder sind die Abschnitte des «Zirkelschenkels» korrekt ausgerichtet – also die Fußballen, die Ferse, das Knie, der Hüftknochen und das Schambein.

(5) Die Gewichtsverlagerung und Drehung zur anderen Seite
Setzen Sie die linke Ferse ab, und verlagern Sie das Gewicht einfach vom rechten auf das linke Bein; dann fahren Sie, analog zu Abschnitt 1 und 2, mit der Rumpfdrehung nach rechts fort.

(6) Die Zusammenfassung der Beinbewegungen und der Gewichtsverlagerung
Die gesamte Abfolge für die Beinbewegungen und die Gewichtsverlagerungen sieht wie folgt aus:
- Startposition in der Mitte, Gewicht 50/50 verteilt
- Gewicht zu 100 Prozent auf das rechte Bein verlagern
- so weit nach links drehen, wie es die Hüften bequem zulassen
- Rückkehr zur Mittelposition, die Füße parallel, das Gewicht noch zu 100 Prozent auf rechts

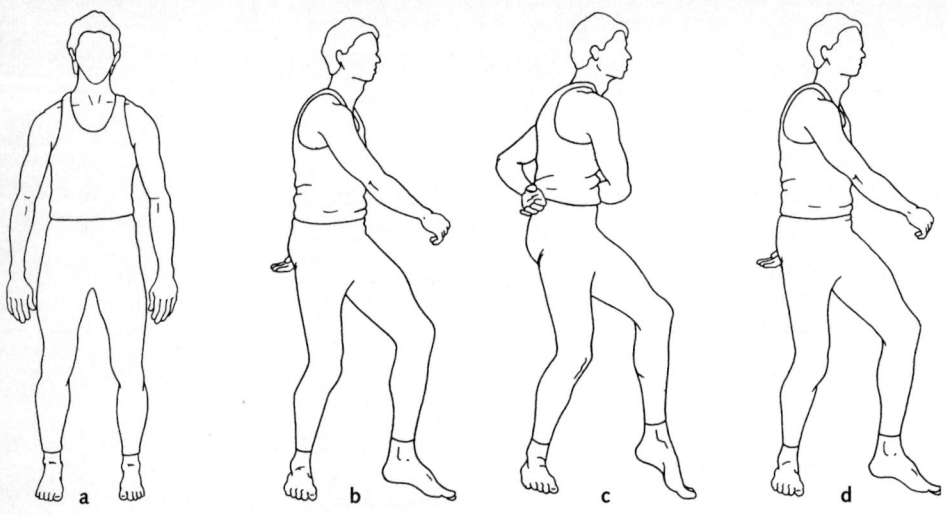

Abb. 1: Die zweite Schwungübung. Diese Qi-Gong-Elementarübung ist eine ununterbrochen fließende Bewegung. Die Standbilder zeigen dynamische Durchgangsetappen, keine statischen Haltepunkte.

(a) Ausgangsposition: Das Gewicht ist gleichmäßig auf beide Beine verteilt, die Körperfront weist gerade nach vorn. Die Arme befinden sich seitlich neben dem Rumpf bzw. den Oberschenkeln.

(b) Verlagern Sie das Gewicht zu 100 Prozent auf das rechte Bein, und beginnen Sie, den Körper nach links zu drehen – das linke Bein soll sich im Gleichtakt mit der linken Hüfte bewegen. Die Arme schwingen vom Körper weg.

(c) Drehen Sie weiter nach links, setzen Sie den Vorderballen des linken Fußes auf. Die Arme schwingen auf den Rumpf zu und berühren ihn.

(d) Beginnen Sie, sich nach rechts zu drehen. Die Arme schwingen heraus.

(e) Durchgangsbewegung in der Mitte: Das Gewicht ist gleichmäßig auf beide Beine verteilt, die Körperfront weist direkt nach vorn, die Arme erreichen die maximale Höhe und Ausdehnung.

(f) Verlagern Sie das Gewicht zu 100 Prozent auf das linke Bein, und beginnen Sie, den Körper nach rechts zu drehen – das rechte Bein soll sich in Übereinstimmung mit der rechten Hüfte bewegen. Die Arme schwingen vom Körper weg.

(g) Drehen Sie weiter nach rechts, setzen Sie den Vorderballen des rechten Fußes auf. Die Arme schwingen auf den Rumpf zu und berühren ihn.

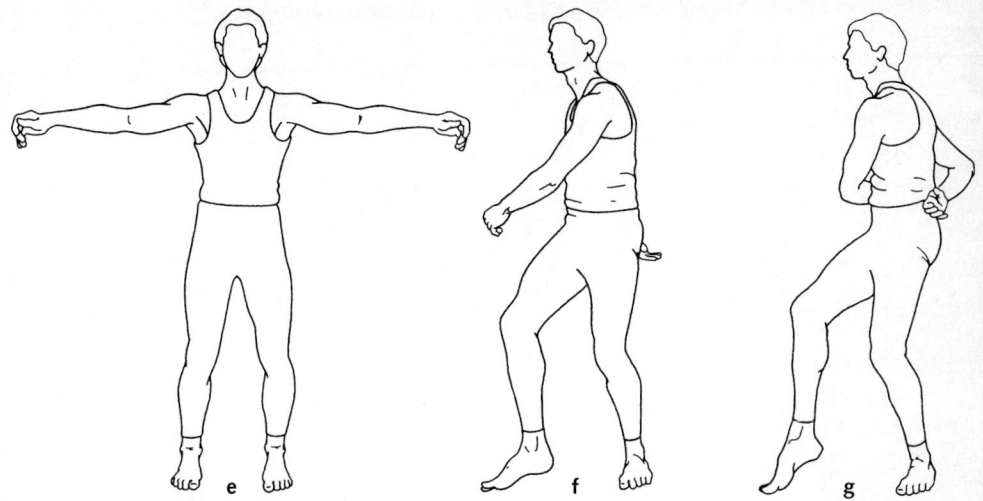

- Gewicht zu 100 Prozent auf das linke Bein verlagern
- nach rechts drehen
- wieder zurück zur Mitte drehen, das Gewicht noch zu 100 Prozent auf dem linken Bein

Anschließend verlagern Sie das Gewicht wieder auf das rechte Bein und setzen den Ablauf im bekannten Schema fort. Passen Sie bitte auf, daß Sie das Gewicht immer zu 100 Prozent verlagern. Wenn Sie es nur zur Hälfte (50 Prozent) verlagern, gefährden Sie das Knie durch Überlastung.

Die Armbewegungen in der zweiten Schwungbewegung

(1) Die Arm- und Handbewegungen

Vom Ablauf unterscheiden sich die Armbewegungen des zweiten Schwunges nicht von denen der ersten Schwungbewegung. Die Handfläche schwingt gegen die vordere Seite des Oberkörpers und der Handrücken gegen den Rücken. Wenn die Hüften geschmeidiger werden und deren Bewegungsraum zunimmt, können die Hände höher steigen, bis sie schließlich den Rumpf zwischen Nabel und Solar plexus berühren – auf der Höhe der eingangs genannten inneren Organe.

(2) Das Qi für die inneren Organe

Berühren Sie den Oberkörper anfänglich nur sanft. Klopfen Sie erst mit zunehmender Übung fester, so daß die Energie immer tiefer eindringen kann. Zu Beginn werden Sie die auftreffenden Hände nur leicht und oberflächlich spüren, mit der Zeit jedoch werden Sie die Wirkung bis in die tiefsten Schichten des Körpers wahrnehmen. Auf keinen Fall dürfen Sie verletzte Stellen oder schmerzende Reflexzonen innerer Organe mit Wucht treffen. Seien Sie vor allen Dingen in der Nierengegend mit dieser Klopfmassage vorsichtig. Beim geringsten Schmerzsignal sollten Sie entweder nur noch ganz behutsam klopfen oder kurz vor dem Auftreffen abbremsen.

(3) Der Qi-Fluß durch Spiralbewegungen

Wenn die Arme vom Körper wegschwingen, lassen Sie sie ganz natürlich um die eigene Längsachse drehen, so daß die Energie vom Zinnoberfeld («dantian») die Wirbelsäule hinaufsteigen kann. Von dort fließt das Qi weiter zu den Fingerspitzen und wird dann vom Körper in die Umgebung abgestrahlt. Beim Zurückschwingen der Arme fließt die Energie aus der Luft durch die Hände in den Körper. Das ist eine weitere Art der Energiebewegung – vom Zentrum an die Peripherie und von der Peripherie zum Zentrum. Nun fügen Sie diese energetisierende Spiralbewegung des Armes beim nächsten Üben auch in die erste Schwungbewegung mit ein.

Die dritte Schwungübung

Die Energie für den oberen Rumpf

Der dritte Qi-Gong-Schwung erfüllt eine Vielzahl von Aufgaben. Die wichtigste ist die Pflege der inneren Organe (Herz und Lunge) und die Energieversorgung des Gehirns. Dann verbessert sich die Federkraft der Wirbelsäule, so daß die Wirbel leichter öffnen und schließen. Als drittes erweitert diese Übung die Öffnung in den Schultergelenken (zunehmende Drehfähigkeit) und in der Halswirbelsäule (die Abstände zwischen den Wirbeln, die direkt mit den Schulterbewegungen verbunden sind, vergrößern sich). Ebenso führt sie zur vollständigen Öffnung der Hüften und der «kua». Und zu guter Letzt vermittelt dieser Schwung die Fähigkeit, auf Kommando und unverzüglich zu entspannen und loszulassen. (Wenn Sie durch diese Qi-Gong-Übungen erst einmal das Verständnis für die Energie des Körpers gewonnen haben, können Sie durch bewußte Aufmerksamkeit den Körper so lenken, daß die Bewegungen natürlich und anstrengungslos fließen.)

Die Verstärkung der Pumpbewegungen im «kua»

Die Beinarbeit der dritten Schwungbewegung ähnelt der im zweiten Schwung. Im Unterschied zum zweiten Schwung öffnen und schließen (beugen und strecken) die Beine und die «kua» gemeinsam. Dadurch verstärkt sich der Pumpdruck auf die Gelenkschmiere in den Hüftgelenken, was einen sehr intensiven Qi-Fluß aus der Erde, den Füßen und den Beinen auslöst, der in die inneren Organe des oberen Rumpfdrittels, die Wirbelsäule und das Gehirn gepumpt wird.

Eine Anleitung für die dritte Schwungübung

Die Gewichtsverlagerung

Beginnen Sie mit gleichmäßig verteiltem Gewicht auf dem linken und rechten Bein. Beugen Sie das rechte Bein, und verlagern Sie alles Gewicht (100 Prozent) auf rechts. Schließen Sie das rechte Knie und das rechte «kua», während Sie die Körperfront – wie in der zweiten Schwungübung – nach links drehen. Am Ende der Drehung öffnen Sie das «kua», Sie dürfen aber nicht das Bein strecken. Dann schließen Sie die «kua» und beugen beide Beine, während Sie zur Mittelposition und zur gleichen Gewichtsverteilung zurückdrehen. In dieser Stellung öffnen Sie die «kua» und die Knie und strecken die Beine. Anschließend verlagern Sie das Gewicht zu 100 Prozent auf das linke Bein und drehen analog zu der beschriebenen Bewegung jetzt die Körperfront nach rechts.

Um ein «kua» zu schließen, pressen Sie die Muskeln im Leistenbereich zusammen und verringern dadurch den Abstand zwischen den Lendenwirbeln. Zur Öffnung eines «kua» drücken oder pumpen Sie die «kua»-Muskeln auseinander und vergrößern den Abstand zwischen den Lendenwirbeln. Das abwechselnde Öffnen und Schließen des «kua» aktiviert die Gehirn-Rückenmarks-Pumpe.

Beim Öffnen eines Gelenks wird der Abstand zwischen den Knochenenden vergrößert. Das führt im Normalfall, aber nicht unbedingt, zur Ausdehnung des betreffenden Körperteils. Um ein Gelenk zu schließen, wird der Abstand zwischen den Gelenkhälften verringert.

Die Beinarbeit der dritten Schwungübung in fünf Schritten

(1) Die Ausgangsposition in der Mitte

Beginnen Sie in der Mittelposition. Das Gewicht ist gleichmäßig (50/50) verteilt, beide Hüften sind gesenkt. Achten Sie darauf, die Füße parallel zueinander zu stellen und die Knie leicht zu beugen. Fühlen Sie, wie Ihr Gewicht leicht und ohne Spannung durch beide Beine, von den Hüften zu den Knöcheln, Richtung Erdboden sinkt.

(2) Die Gewichtsverlagerung und das Aufdrehen aus der rechten Hüfte

Verlagern Sie das Gewicht zu 100 Prozent auf das rechte Bein, während sich die «kua» und die Beine beugen. Beim Absinken drehen Sie die Körperfront nach links – wie in der zweiten Schwungübung, gleichzeitig schließen Sie das rechte Kniegelenk und das «kua». Linkes und rechtes «kua» öffnen sich, wenn die Drehung nach links vollendet ist. Die Gelenkschmiere in beiden Hüftgelenken dehnt sich aus. Es kann eine Weile dauern, bis diese Bewegung fließend abläuft, weil viele Menschen ein «eingerostetes», unbewegliches Becken haben.

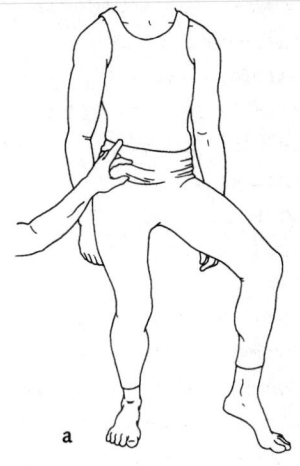

a

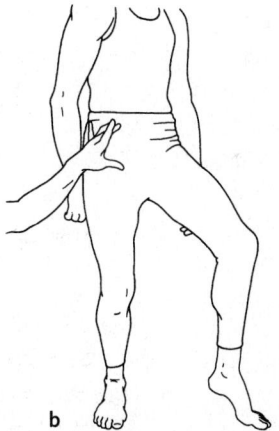

b

Abb. 1: (a) Das geschlossene «kua»: Das Gewicht befindet sich auf dieser Abbildung zu 100 Prozent auf dem rechten Bein.
(b) Das geöffnete «kua»: Das Gewicht ruht zu 100 Prozent auf dem rechten Bein.

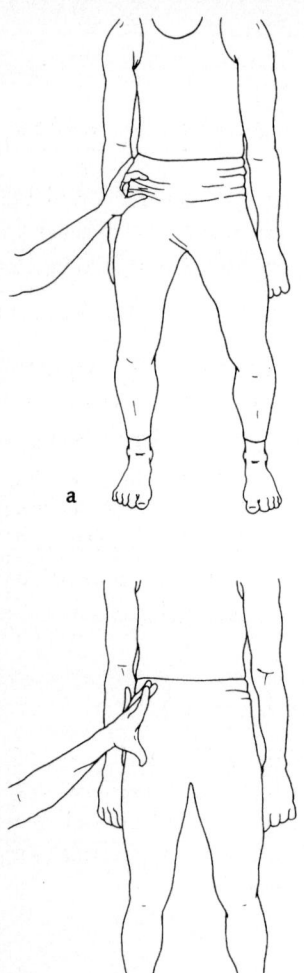

Wenn Sie zum Ende der Drehung die «kua» öffnen, dürfen Sie nicht die Beine strecken. Insbesondere das rechte Bein muß im gleichen Winkel gebeugt bleiben.

(3) Die Rückkehr zur Mittelposition
Schließen Sie die «kua» (die beiden Hüften sinken), und beugen Sie wieder die Beine. Drehen Sie so zur Mittelposition zurück. Wenn Sie diese erreicht haben, ist auch das Gewicht wieder gleichmäßig verteilt (50/50). Jetzt öffnen Sie die «kua» und die Knie und strecken die Beine. Fühlen Sie beim Aufrichten, wie die Energie von der Erde zu den Füßen, zu den Hüften und in den Oberkörper fließt. Der Hauptanteil der vertikalen Bewegung sollte von den sich öffnenden «kua» ausgehen, nicht von den Knien.

(4) Die Gewichtsverlagerung und das Aufdrehen aus der linken Hüfte
(analog zu Schritt 2)

(5) Die Rückkehr zur Mittelposition
(Gegenstück zu Schritt 3)

Wiederholen Sie die gesamte Fünf-Schritte-Sequenz.

Abb. 2: (a) Das geschlossene «kua»: Das Gewicht ist gleichmäßig auf beide Beine verteilt.
(b) Das geöffnete «kua»: Das Gewicht ist gleichmäßig auf beide Beine verteilt.

Grundregeln für die Beinbewegungen

(1) Die Beuge- oder Sinkgrenze

Sinken Sie nur bis zu 70 Prozent Ihrer körperlichen Belastbarkeit. Wenn Sie sich an die 70-Prozent-Regel halten, werden Ihre Beine und Knie stärker, ohne daß Sie Verletzungen riskieren. Bei mehr als 70 Prozent überfordern Sie die verschiedenen Gewebeschichten und können sich verletzen. Lassen Sie sich Zeit, nach und nach wird Ihr Körper flexibler und leistungsfähiger.

(2) Schmerzen als Warnsignal

Jede Art von Knieschmerzen signalisiert, daß eine Fehlstellung vorliegt, die schnellstens korrigiert werden muß. Als erstes sollten Sie höher stehen. Es kann sein, daß eine alte Verletzung wieder aufbricht, die Sie nicht berücksichtigt hatten oder von der Sie bisher nichts wußten. Achten Sie beim Sinken darauf, daß Ihre Knie und Knöchel korrekt zueinander ausgerichtet sind und sich der Oberschenkel des unbelasteten Beins mit dem Unterbauch dreht. Stellen Sie fest, ob die Lendenwirbelsäule aufgerichtet ist, und vergewissern Sie sich, daß die Kniekehlen beim Öffnen des Kniegelenks ebenfalls aufgehen.

(3) Die spiralförmige Qi-Bewegung im Körperinneren

Sehen Sie zu, daß die Drehung in der dritten Schwungübung die inneren Organe im unteren Rumpfdrittel mit einschließt und die entstehende Spiralenergie in der Mitte des Rumpfes weiter aufsteigt. Sie soll in die Brust, die Lunge, den Hals und auch direkt in das Gehirn gelangen. (Im Rahmen dieser Übung zählt das Gehirn zu den oberen inneren Organen.)

(4) Die «kua»-Pumpe

Das Pumpen des «kua» muß deutlich zu spüren sein und bewußt ausgeführt werden. Das «kua» wird allzu leicht vergessen.

Vorbereitende Armübungen für die dritte Schwungübung

Beim dritten Schwung werden die Hände, Schultern und Schulterblätter im Maximalbereich gedreht. Wie bei jeder Dehnübung benötigen Sie etwas Zeit, die volle Dehnung zu erreichen. Deshalb beginnen wir mit einigen vorbereitenden Übungen, ehe wir uns an die Schwungübung selbst heranwagen.

Übung 1: Das Arm- und Schulterkreisen

Die Beinarbeit dieser Vorübung stimmt mit der in der zweiten Schwungübung überein. Das Gewicht ruht auf dem linken Bein, der Unterbauch ist nach rechts gedreht. Heben Sie die linke Hand vor dem Oberkörper bis auf Schulterhöhe, der Daumen zeigt nach oben. Der Ellbogen ist gebeugt, die Ellbogenspitze weist nach unten. Der Arm befindet sich vor der Rumpfmitte.
Den rechten Arm und die rechte Hand halten Sie so wie den linken Arm (etwa auf Schulterhöhe), die linke Hand (Daumen nach oben) dagegen natürlich nach hinten gestreckt.
Drehen Sie den Unterbauch so weit nach rechts, wie es noch angenehm ist (achten Sie darauf, daß sich Kopf und Unterbauch mit der Nase, dem Solar plexus, dem Bauchnabel und dem Schambein in einer Senkrechten befinden, und denken Sie an die Beugebewegung im «kua»). Beginnen Sie, die Hände zu drehen. Bei gebeugten Ellbogen kreisen Sie mit den Unterarmen so, daß die Daumen nach unten weisen. Anschließend drehen Sie sie wieder in die Ausgangsstellung zurück. Üben Sie diesen Ablauf so lange, bis Sie ein deutliches Gefühl für die Drehbewegungen des Unter- und Oberarms haben – und vor allen Dingen auch für den nach oben zeigenden Daumen.
Üben Sie auch die andere Körperseite mit entsprechender (entgegengesetzter) Arm- und Beinhaltung und analoger Gewichtsverteilung.

Übung 2: Die vertikale Beweglichkeit der Arme

Heben Sie beide Arme bis über den Kopf, die Handflächen zeigen nach außen, und lassen Sie dann die Arme fallen. Beschleunigen oder drücken Sie die Arme in keiner Weise bewußt nach unten. Lassen Sie sie vollständig los: so wie bei einer Marionette, der man die Fäden zerschnitten hat. Geben Sie alle Kontrolle auf, und lassen Sie die Arme frei und natürlich fallen. Ein Zeichen für die ungehinderte Ausführung ist der kleine Nachschwung, der sich unten bemerkbar macht und den Arm wieder zur anderen Seite hochtragen will. Am besten üben Sie diesen freien Fall zehn Minuten oder länger. Falls Sie sehr entspannt sind, reicht auch weniger. Bei starker Verspannung müssen Sie diesen Ablauf mehrere Stunden üben, bevor Sie mit dem nächsten Abschnitt weitermachen können.

Übung 3: Der Entspannungstest

Breiten Sie die Arme vor dem Körper aus. Ein Partner hält Ihre Arme an den Handgelenken und den Unterarmen. Nun lassen Sie alle Spannung aus Ihren Armen weichen, und der Partner führt Ihre Arme auf der Seite nach unten. Die meisten Menschen können die Kontrolle über ihre Arme nur mit großen Schwierigkeiten aufgeben. Lassen Sie den Partner Ihre Arme am Anfang nur drei bis vier Zentimeter frei führen. Später verlängern Sie diese Strecke, bis der Partner Ihren Arm in jeder Richtung und Höhe widerstandslos bewegen kann. Der ganze Arm sollte völlig schlaff werden und sein wahres Gewicht offenbaren. Wenn Sie diese vorbereitende Übung beherrschen, sollten Sie in der Lage sein, Ihre Hände über den Kopf zu heben und völlig entspannt bis zu den Oberschenkeln absinken zu lassen. Manchen Leuten wird das schon nach zwei, drei Übungseinheiten gelingen.
Die Spannung in den Muskeln kann man sich schnell und unbewußt angewöhnen. Wenn sie sich erst einmal eingeschlichen hat, wird man sie nur schwer wieder los. Nur durch sorgfältiges und geduldiges Üben können Sie sich wieder von ihr befreien.

Die gesamte dritte Schwungübung in fünf Schritten

**Schritt 1: Das Zentrum ist nach vorn gerichtet,
die Hände sind über den Kopf gehoben.**
Setzen Sie die Füße schulterbreit und parallel zueinander, die Fußspitzen weisen nach vorn. Heben Sie beide Arme über den Kopf, die Handflächen zeigen nach vorn und die Fingerspitzen nach oben. Die Knie und die «kua» sind geöffnet.

**Schritt 2: Lassen Sie die Arme sinken,
drehen Sie den Unterbauch und die linke Hüfte nach links,
und schwingen Sie die Arme nach oben.**
Verlagern Sie das Gewicht gleichzeitig auf das rechte Bein, und drehen Sie die Körperfront nach links – so wie Sie es beim zweiten Schwung gelernt haben. Gleichzeitig lassen Sie die Hände sinken, als ob eine Schnur, die sie gehalten hat, plötzlich durchtrennt worden wäre.
Mit dem gesamten Gewicht auf dem rechten Bein und bei sinkenden Armen öffnen Sie Ihre «kua» und Ihr Knie, Sie dürfen aber nicht das Bein strecken. Nutzen Sie die durch die fallenden Arme und das Öffnen des «kua» erzeugte Energie, um die Arme zu heben. Drehen Sie die Hände so, daß beide Daumen nach oben zeigen: die rechte Hand vor der Körpermitte und die linke Hand auf der Rückseite. Je nachdem, wieviel Spannung losgelassen wird, wie weit die Drehung von Unterbauch und jeweiliger Hüfte reicht und, ganz besonders, wie weit sich die «kua» öffnen, werden Ihre Hände zu einer Höhe zwischen Bauchnabel und Scheitelhöhe aufschwingen. Die von den Armen erreichte Höhe entspricht dem Pegel, zu dem die Energie im Körperinneren ansteigt. Bewegen Sie die Arme nicht mit Gewalt nach oben – das würde nur den Qi-Fluß bremsen. Lassen Sie das Qi so hoch steigen, wie es ohne muskelunterstützte Bewegungen geht.
Anfänger werden wahrscheinlich noch sehr verkrampft sein und die Arme dementsprechend nur wenig an Höhe gewinnen. Durch das Üben der Bewegung und die zunehmende Entspannung dreht sich der Unterbauch leichter, die Schultern rotieren weiter, die «kua» öffnen sich noch mehr, und die

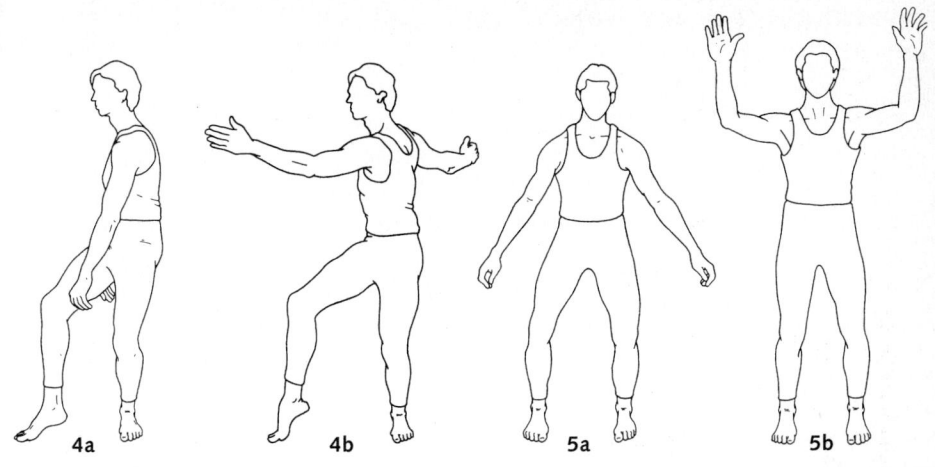

4a   4b   5a   5b

Schritt 4: (a) Verlagern Sie das Gewicht zu 100 Prozent auf das linke Bein, während die Körperfront nach rechts dreht. Gleichzeitig sinken Sie in die «kua» und lassen die Arme sinken. (Wenn Sie nach rechts drehen, dreht das rechte Bein mit der rechten Hüfte.)
(b) Öffnen Sie die «kua», um die Arme, wie abgebildet, aufwärts zu bewegen.

Schritt 5: (a) Gleichzeitig mit der Gewichtsverlagerung auf beide Beine (je 50 Prozent) drehen Sie die Körperfront nach vorn, sinken in die «kua» und lassen die Arme herabfallen.
(b) Öffnen Sie die «kua», um die Arme, wie abgebildet, aufwärts zu bewegen.

Schritt 4: Lassen Sie die Arme sinken, drehen Sie die Hüften nach rechts, und schwingen Sie die Arme nach oben.
Wiederholen Sie mit der Körperfront nach rechts, bei entsprechendem Wechsel der Arme und Beine, die Bewegungen aus Schritt 2.

Schritt 5: Kehren Sie, analog zu Schritt 3, zur Mittelstellung zurück.

Wiederholen Sie die ganze Sequenz.

Leitlinien für die dritte Schwungübung

(1) Der Große Energiekreislauf

Das Heben der Arme, die Aufwärtsdehnung der Wirbelsäule und das Öffnen der Beine veranlassen die Energie und das Blut, im Körper nach oben zu steigen. Das Absenken und Schließen in Armen, Beinen und Hüfte bewirkt, daß sich die Energie und das Blut abwärts bewegen. Zusammen aktivieren diese beiden Prozesse die Energie, auf dem sogenannten Großen Himmlischen Energiekreislauf («macrocosmic orbit») intensiver zu fließen.

(2) Die Hände

Mit zunehmender Übung erreichen die Hände eine größere Höhe, und die verschiedenen inneren Organe profitieren durch bessere Versorgung mit Blut und Energie. Wenn die Hände bis auf Herz- und Lungenhöhe schwingen, werden diese beiden Organe nachhaltig unterstützt; wenn die Hände noch höher steigen, kann noch mehr Energie ins Gehirn fließen.

(3) Die Armschwünge

Wenn Sie die Arme mit aller Kraft und Willensstärke heben und senken, nimmt der Energie- und Blutzufluß in Wirbelsäule, Herz, Lunge und Gehirn nur geringfügig zu. (Eigentlich praktizieren Sie dann nur eine rein körperliche Übung und nicht eine zur dauerhaften Stärkung Ihres Qi-Systems.)

(4) Der Kopf

Bei dieser Übung geschieht es sehr leicht, daß der Kopf nach vorn sinkt. Dabei verkrampfen die Muskeln in Hals und Schultern, und zusätzlich werden die Armschwünge behindert. Denken Sie also bitte daran, den Kopf aufrecht zu halten.

10

Die Taiji-Wirbelsäulendehnung

Die Wirbelsäule als Gesundheitsgarant

Die Wirbelsäulenübung ist wahrscheinlich die wichtigste Einzeltechnik in diesem Buch. Es werden jährlich Unsummen des Gesundheitsbudgets für die Behandlung von Rückenschmerzen und Problemen mit der Halswirbelsäule ausgegeben. Diese Leiden sind häufig auf langes, falsches Sitzen oder starke geistige und seelische Belastung zurückzuführen.

Die Taiji-Dehnung soll die völlige Kontrolle über die Bewegungen der einzelnen Wirbel ermöglichen, so daß Sie jeden einzelnen Wirbel unabhängig von den anderen und ohne äußere Zuhilfenahme bewegen können. Dieses Maß an Körperbeherrschung geht weit über das Normale hinaus. Die meisten Menschen können ihren Rücken fast nicht spüren, es sei denn, sie haben Schmerzen.

Bei zunächst unheilbar scheinenden Rückenproblemen ist diese elementare Qi-Gong-Methode schon mit viel Erfolg angewandt worden. Sie kann von jedem geübt werden. Bei sehr schweren Rückenschmerzen sollten Sie allerdings mit nur minimalen Bewegungen beginnen und unter Umständen die Wirbelsäule noch nicht beugen.

Diese Rückendehnung, die aus der klassischen daoistischen Körperarbeit stammt und vollwertiger Bestandteil des Taijiquan sowie der andern inneren Kampfkünste ist, unterscheidet sich deutlich von den sonst angebotenen Rückenübungen der Krankengymnastik oder des Yoga. Die konventionellen Rückendehnungen beruhen im Prinzip auf Beugebewegungen im

Stand, bei denen die einzelnen Abschnitte der Wirbelsäule von oben nach unten zusammengepreßt werden, während der Oberkörper immer weiter vorgebeugt und dem Boden genähert wird. Das ist genau das Gegenteil dessen, was Sie bei der Taiji-Rückendehnung tun werden.

Vorübungen für die Wirbelsäule

(1) Die Liegeübung

Legen Sie sich mit angezogenen Knien so auf den Boden, daß der ganze Rücken Kontakt zum Boden hat. Atmen Sie tief ein und aus, bis Sie das Gefühl haben, Ihr Atem reiche bis zu den Nieren hinab. Üben Sie noch ein paar Minuten weiter, bevor Sie den Atem dazu verwenden, alle Wirbel einzeln und nacheinander zu spüren.

Worauf es uns hier ankommt, ist die deutlich wahrgenommene Unterscheidung von Rückenmuskeln und Wirbelkörpern. Drücken Sie sich mit den Beinen vom Boden ab und heben Sie das Gesäß, oder ziehen Sie Kopf, Hals und Schultern nach oben. In dieser Haltung können Sie jeden Wirbelsäulenabschnitt einzeln und unmittelbar mit dem Boden in Kontakt bringen und diese Abschnitte dann bewußter von innen her spüren. Bei Rückenproblemen sollten Sie auf einer Matte oder einem dicken Teppich üben, um den Rücken zu schonen.

(2) Die Beugung aus den beiden «kua» im Stand

Plazieren Sie die Füße hüft- oder schulterbreit auseinander, und ziehen Sie das Gesäß etwas ein, so daß Ihr unterer Rücken aufgerichtet ist und die Steißbeinspitze nicht nach hinten, sondern senkrecht zum Boden weist. Nachdem die Wirbelsäule vollständig aufgerichtet ist, beugen Sie sich aus den «kua» so weit wie möglich vor. Wenn Sie sehr gelenkig und entspannt sind, neigen Sie sich vor, bis die Wirbelsäule parallel zum Boden verläuft, anderenfalls nur so weit, wie es noch angenehm bleibt. Das Rückgrat darf nicht in noch eine weitere Richtung gebeugt oder gedreht werden. Eigentlich sollten Sie die Wirbelsäule vom ersten Halswirbel bis zum letzten Steißbeinwirbel wie eine elastische Stahlrute behandeln. Achten Sie darauf, daß Sie die Rückenmuskeln während der Bewegung nicht anspannen. Richten Sie sich so auf, wie Sie sich nach vorn gebeugt haben: mit Hilfe der Muskeln in den beiden «kua».

Der Rücken bleibt auch bei der Rückkehr in die Vertikale gestreckt, das Steißbein führt keine Eigenbewegung durch. Während des Beugens und Aufrichtens sind die Füße fest und unverrückbar mit dem Boden verbunden, die Unter- und Oberschenkel bleiben parallel zueinander, und das Perineum ist geöffnet. Mit der stabilen Fußhaltung verhindern Sie unerwünschte Kniebewegungen.

Wenn Sie sich langsam nach vorn beugen, müssen Sie darauf achten, daß die Energie aus der Wirbelsäule zunehmend durch die Beine in den Boden fließt. Halten Sie den Rücken absolut gerade, während Sie jeden einzelnen, energetisch blockierten Wirbel von innen her deblockieren. Die freigesetzte Energie leiten Sie durch die Beine in den Boden. (Verwenden Sie die in Kapitel 3 erlernten Techniken, um das gelöste Qi in die Erde zu schicken.)

Diese Vorübung soll Ihre Beine und Hüften stärken, damit sie das Gewicht von Rücken und Hals tragen und die Füße sicher im Boden verwurzeln können. Zur Stabilisierung des Gleichgewichts müssen Sie diesen Bewegungsablauf erst einmal ein paar Tage üben, zehn- bis zwanzigmal pro Trainingseinheit wären angemessen. Wenn Sie das nicht tun, geht bei der vollständigen, komplizierteren Qi-Gong-Rückendehnung viel Zeit und Energie verloren. Eine halbe Stunde dieser Vorbereitung erspart Ihnen also mehrere Stunden hilflosen Übens und vermeidet die Überlastung im unteren Rücken.

Arbeiten Sie mit einem Partner zusammen, der dafür sorgt, daß Sie den Hals oder den Rücken nicht unkontrolliert verdrehen. Auch hier unterliegt man sehr schnell dem subjektiven Eindruck, alles richtig zu machen, während tatsächlich kleinere und größere Fehler festzustellen sind. Die Rückmeldung eines Partners erweist sich als ausgesprochen nützlich und förderlich.

Die Wirbelsäulendehnung:
Erste Hälfte

Die Spannungsauflösung von innen

Der erste Lernabschnitt konzentriert sich auf die komplexe Fähigkeit, die Aufmerksamkeit bewußt in den Körper hinein zu lenken und, während Sie absichtliche und kontrollierte Bewegung der Rückenmuskeln unterlassen, jede überflüssige Kraft, Spannung oder Qi-Blockade aufzulösen. Mit anderen Worten: Sie sollen Ihre Aufmerksamkeit gezielt auf einen Abschnitt der Wirbelsäule richten und alle dort gestaute geistige, psychische oder physische Energie, beispielsweise zwischen zwei Wirbeln, mit der Formel «Eis zu Wasser, Wasser zu Gas» auflösen.

Konkret können Sie diese Technik erfahren, wenn Sie einmal die Hand zur Faust ballen – drücken Sie sie aber nicht mit Gewalt zusammen. Dann lassen Sie mental alles los, was zur Bildung der Faust beigetragen hat oder noch beiträgt, bis sie sich öffnend auflöst. Im nächsten, abschließenden Schritt lassen Sie alle noch verbliebenen Empfindungen von substantieller Körperlichkeit nach außen entweichen. Den gleichen Vorgang können Sie beobachten und üben, wenn Sie die Augen schließen und durch Entspannung wieder öffnen oder die Zehen krümmen und durch Entspannung wieder strecken usw. Lernen Sie die inneren Prozesse kennen, welche diese Art der entspannenden Auflösung ermöglichen. Üben Sie diese Technik nur an Körperteilen, die sich leicht öffnen und schließen lassen. Vermeiden Sie, zumindest am Anfang, mit chronisch verspannten Körperteilen zu üben. Die Erfolge an Körperteilen mit geringem Widerstand motivieren dann für die Arbeit an den Stellen, die Ihnen schwer zu schaffen machen und die Entspannung dringend benötigen.

(1) Die mental gesteuerte Spannungsauflösung
von der Rückseite der Lendenwirbel aus

Stellen Sie die Füße wieder hüft- oder schulterbreit auseinander, je nachdem, was Sie als angenehm und stabil empfinden. Beginnen Sie mit der mental gesteuerten Auflösung von Blockaden zwischen dem Kreuzbein und dem fünften Lendenwirbel, d.h., Sie vergrößern den Abstand und verringern dadurch den Druck auf die Zwischenwirbelscheibe.*

Halten Sie das Rückgrat über dem nächsthöheren Wirbel aufgerichtet. Lösen Sie noch keine Spannung oberhalb des fünften Lendenwirbels – lassen Sie sie vorläufig unangetastet. Nachdem Sie die Blockade zwischen Kreuzbein und fünftem Lendenwirbel aufgelöst haben, neigen Sie die Hüften behutsam ein wenig nach vorn. Mit dieser vorsichtigen Hüftbeugung nach vorn werden Kreuzbein und fünfter Lendenwirbel unter Zuhilfenahme der Schwerkraft leicht auseinandergezogen.

Nun kann es sein, daß Sie sehr verspannt und unbeweglich sind und einige Wochen benötigen, um eine deutlich wahrnehmbare Trennung zu bewirken. Sie dürfen aber nicht nachlassen, mental an diesem Bereich zu arbeiten, bis sich die erste Entspannung über die Nerven oder das Qi andeutet. Allmählich wird die Nervenentspannung die mental angesprochenen Muskeln veranlassen, nachzugeben und ein leichtes Auseinanderrücken der Wirbel zuzulassen.

Damit der Rumpf sich überhaupt beugen kann, müssen die Wirbel mit einem Mindestmaß entspannt und voneinander getrennt werden. Am Anfang mögen die Resultate so minimal sein, daß Sie sie fast nicht wahrnehmen können. Unser Ziel ist, diese anfänglich so geringe Dehnung der Muskeln spürbar zu erweitern.

(2) Die schrittweise Entspannung und Dehnung der folgenden Wirbel

Anschließend kommen die beiden nächsthöheren Wirbel an die Reihe. Dort lösen Sie ebenfalls die Spannungen in der beschriebenen Weise auf. Wenn Sie die Entspannung spüren, beugen Sie sich ein klein wenig weiter vor.

---

* Es ist tatsächlich möglich, die theoretisch unbeweglichen Wirbelknochen des Kreuzbeins energetisch voneinander zu trennen, aber das ist eine weit fortgeschrittene Qi-Gong-Technik.

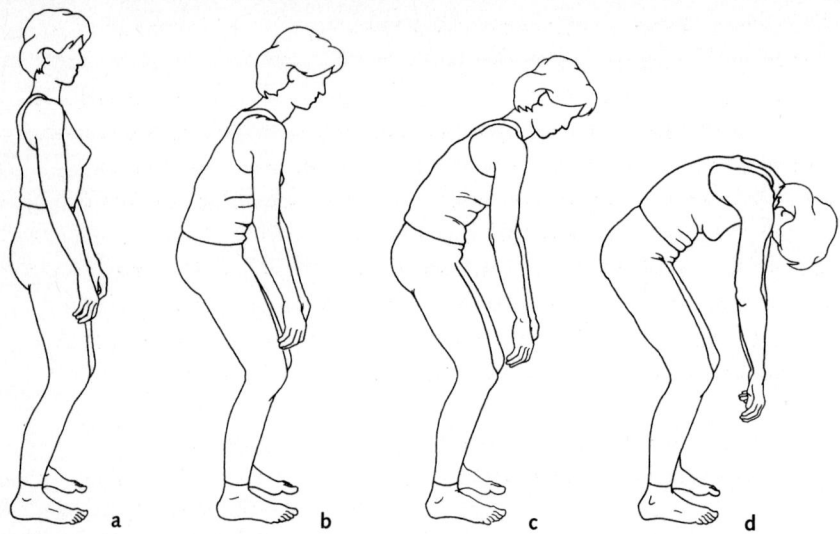

Abb. 1: Die Wirbelsäulendehnung: Erste Hälfte.
(a) Ausgangsposition: Die Füße stehen parallel, der Rücken ist aufgerichtet, der
Kopf angehoben, die Brust gesunken, der Bauch entspannt, und die Schultern sind
rund.
(b), (c) und (d): Lösen Sie die Energieblockaden Wirbel für Wirbel von unten nach
oben auf, und beugen Sie sich nach jeder Einzelauflösung etwas weiter nach vorn.
Lösen Sie die Spannungen von der Rückseite der Wirbel auf.

Auch hier gelten die grundlegenden Erfahrungswerte, daß zum einen die
Erdanziehung hilft, die Distanz zwischen den Wirbeln zu vergrößern, und
zum anderen die Entspannungsfähigkeit durch regelmäßiges Üben wächst.
Vergessen Sie nicht, daß oberhalb der behandelten Wirbel noch nichts bewegt, gebeugt oder gedreht werden darf.

Ein Übungspartner kann Ihnen wieder sehr helfen, wenn er seine(n) Finger
auf den Wirbel legt, den Sie gerade entspannen wollen. Da die meisten
Menschen für ihren Rücken nur ein unterentwickeltes Gefühl haben, unterstützt Sie der Partner, die Wahrnehmung exakt auf den jeweiligen Wirbel zu richten. Anfangs empfiehlt es sich, eine kleine Zahl von Wirbeln gemeinsam zu entspannen. Mit wachsender Erfahrung können Sie Ihre

Technik so weit sensibilisieren, daß Sie einzelne Wirbel ohne Beistand selbst behandeln können.

Steigen Sie mit dieser Auflösung von Energieblockaden immer weiter nach oben, und lösen Sie jeweils einen Wirbel (oder eine Wirbelgruppe) separat auf. Bei jedem Absatz kann es vorkommen, daß weiter abwärts liegende Ebenen gleichfalls entspannt werden – das ist zulässig. Sie müssen jedoch die Gesamtheit aller Wirbel oberhalb der jeweils behandelten Ebene stabil und unbeweglich halten. Wenn Sie sich dem Hals nähern, wird es immer schwieriger, den Kopf davor zu bewahren, nach vorn zu fallen. Lassen Sie einen Partner helfen, der mit seinem Arm vor Ihrer Nase sofort signalisiert, wenn sich die obere Wirbelsäule oder der Hals zu früh vorbeugen.

(3) Die Erweiterung der Spannungsauflösung bis in die Arme

Die Auflösung energetischer Blockaden erweist sich für die meisten Menschen im Bereich der Halswirbelsäule als extrem schwierig. Wenn Sie die Halswirbel von unten (7. Halswirbel) nach oben (Atlas) energetisch entlasten, beginnen Sie auch, Schulter-, Ellbogen- und Handgelenke, Handflächen und Finger zu öffnen. Setzen Sie diese energetische Deblockade fort, bis der Atlas vollständig entspannt ist. Dann sollten auch alle Gelenke von den Schultern bis in die Finger lückenlos für den Energiefluß geöffnet sein.

(4) Die Auflösung von Energieblockaden zwischen den Schädelknochen

Nachdem Sie mit dem obersten Halswirbel, dem Atlas, fertig sind, beginnen Sie, so gut es geht, die Energieblockaden zwischen den Schädelknochen aufzulösen. Der menschliche Schädel besteht bekanntlich nicht nur aus einem Knochen, sondern aus mehreren Platten, die an den Schädelnähten aufeinanderstoßen. Die Qi-Blockaden zwischen den Platten können durch bewußte Bewegungen eben dieser Platten beseitigt werden. Wenn die Wirbelsäule einschließlich des Halses und des Schädels völlig frei ist, verbessert sich auch die Leitfähigkeit in den Nervenbahnen, nimmt der Qi-Fluß zu und arbeitet die Gehirn-Rückenmarks-Pumpe mit höherem Wirkungsgrad.

Zum Abschluß bleiben Sie noch nach vorn gebeugt. In dieser Haltung müssen Sie die Wirbelsäule noch einmal in einem durchgehenden Lauf von unten nach oben energetisch durchprüfen und für Entspannung sorgen. Das gipfelt schließlich in Qi-Wellen, die sich durch die Wirbelsäule, von unten nach oben, und in die Arme hinein, bis zu den Fingerspitzen, fortpflanzen.

Die Stärkung der Wirbelsäule durch Dehnen

Die Wirbelsäule hat zwei mechanisch-dynamische Funktionen zu erfüllen. Die eine betrifft die eben in der ersten Hälfte beschriebene Beugebewegung, die zweite bezieht sich auf das Wiederaufrichten, das den aufrechten Stand unterstützt. Mit der zweiten Aufgabe beschäftigen wir uns im folgenden Abschnitt.

Die Wirbelsäulendehnung: Zweite Hälfte

(1) Das Öffnen und Dehnen auf der Vorderseite der Wirbel

Zu Beginn des Aufrichtens stehen Ihre Füße weiterhin parallel und schulterbreit auseinander. Wirbelsäule, Schädel und Arme sind völlig entspannt. Auch hier gelten die beiden Grundsätze aus der ersten Hälfte, nach denen Sie von unten nach oben vorgehen und die oberhalb der aktuellen Übungsebene befindlichen Wirbelsäulenabschnitte unangetastet lassen sollen. Statt jedoch, wie in der ersten Hälfte, die Muskulatur zu entspannen und durch Beugung in den Hüften hauptsächlich die Rückseite der Wirbelsäule zu strecken, dehnen Sie die Wirbelsäule jetzt auf der der Bauchseite zugewandten Vorderseite. Die Rückenmuskeln bleiben auch jetzt völlig entspannt und unbeteiligt.

Sie beginnen wieder mit dem fünften Lendenwirbel und dem Kreuzbein, indem Sie von der Vorderseite der Wirbelsäule her dehnen und den Lendenwirbel weiter vom Kreuzbein abrücken. Dabei wird der gesamte Rest der Wirbelsäule, der sich oberhalb der aktuell behandelten Nachbarwirbel befindet, um den erweiterten Wirbelabstand gehoben und die Wirbelsäule um diesen Betrag verlängert.

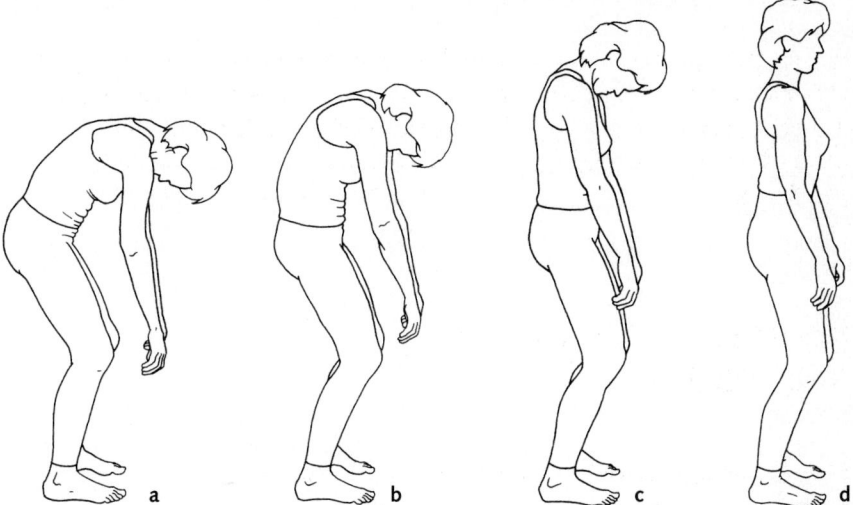

Abb. 2: Die Wirbelsäulendehnung: Zweite Hälfte.
(a) Die Endstellung nach vollständiger Auflösung von der Rückseite (zum Abschluß der ersten Hälfte sind Sie so weit, wie es angenehm möglich ist, nach vorn gebeugt).
(b), (c) und (d): Im Stand öffnen Sie die Wirbelsäule auf der Bauchseite von unten nach oben. Öffnen bedeutet, daß Sie jeden einzelnen Wirbel auf seiner Vorderseite anheben. Die Rückseite ist ja schon im ersten Teil geöffnet (gehoben) worden.

(2) Das behutsame und schrittweise Aufrichten der folgenden Wirbel
Richten Sie anschließend Ihre Aufmerksamkeit auf den nächsten Wirbel-zwischenraum, und dehnen Sie die Wirbelsäule von dort aus weiter nach oben. Vergessen Sie bitte nicht, daß auch weiterhin der Rest, vom nächsthö-heren Wirbelabstand bis zum Scheitel, völlig entspannt und locker bleiben muß. Wieder empfiehlt es sich, daß ein Übungspartner seine(n) Finger zwi-schen die beiden Wirbel legt, an denen Sie gerade arbeiten, so daß Sie die betreffende Stelle deutlicher spüren und mehr Aufmerksamkeit dorthin lenken können. Der Partner soll die andere Hand in Ihren Nacken legen, damit Ihr oberer Rücken und der Hals locker bleiben und sich nicht vorzei-

tig aufrichten. Diese Unterstützung ist vergleichbar mit der aus der ersten Hälfte der Rückendehnung, als der Partner eine Hand vor Ihre Nase hielt, um ebenfalls die vorzeitige Qi-Gong-Dehnung im oberen Rücken und Hals zu verhindern.

(3) Das Aufrichten im Hals und im oberen Rücken

Wenn Sie die Mitte des oberen Rückens (Brustwirbelsäule) erreichen, wird es gewiß schwieriger werden, und der Hals wird Ihrer bewußten Aufmerksamkeit immer wieder entgleiten. Sie werden beobachten, wie der Hals verkrampft und nach oben ausweichen will. Dieses entspricht jener Phase in der ersten Hälfte, als Hals und oberer Rücken vorzeitig Blockaden abbauen und nach vorn sinken wollten.

(4) Das Öffnen der Halswirbel und der Schädelknochen

Zu den wichtigsten Phasen beim Aufrichten der Wirbelsäule gehören das Öffnen und das aufwärts gerichtete Dehnen des Halses sowie das Öffnen der Schädelknochen. Achten Sie darauf, daß sich in diesen beiden Abschnitten keine Energie staut. Beim Öffnen und Dehnen von Hals und Schädel werden auch die Gelenke von den Schultern bis in die Finger sorgfältig und sanft geöffnet.

Übungshinweise
für die Taiji-Wirbelsäulendehnung

(1) Die Partnerhilfe
Zunächst sollten Sie mit einem Partner üben. Seine Hände auf Ihrem Rükken helfen Ihnen, die Wirbel als deutlich definierbare Einheiten wahrzunehmen.

(2) Wirbelgruppen und einzelne Wirbel
Wenn Sie alleine üben, ist es am Anfang ganz selbstverständlich, daß Sie den Rücken nur in großen Teilstücken fühlen können. Für die meisten Leute beläuft sich die übliche Wahrnehmungseinheit auf Gruppen von vier bis sechs Wirbeln, trotzdem können die meisten nach einem Jahr des Übens die Wirbel einzeln spüren.

Lösen Sie die Energieblockaden, und dehnen Sie die Wirbelsäule in den Umfängen, die Ihnen überschaubar erscheinen, seien es zwei, vier oder gar acht Wirbel.

(3) Das optimale Übungspensum
Auf keinen Fall sollten Sie pro Übungseinheit mehr als drei Rückendehnungen ausführen. Das ist eine Sicherheitsgrenze gegen Überlastung und Überdehnung. Außerdem verringert sich das Verhältnis von Zeit- bzw. Übungsaufwand zu Übungserfolg bei mehr als drei Wirbelsäulendehnungen ganz beträchtlich.

Falls Sie das Gefühl haben, daß Ihr Rücken ein intensiveres Training braucht, dann verwenden Sie mehr Zeit auf jede einzelne Dehnung, statt die Zahl der Wiederholungen zu erhöhen. Sie können auch öfter als einmal pro Tag üben, vorausgesetzt, Sie halten zwischen den Übungseinheiten eine Pause von mindestens vier Stunden ein.

(4) Die Dosierung der Übungsdauer
Wenn Sie gewohnt sind, diese Übungen täglich oder jeden zweiten Tag zu praktizieren (das ist übrigens der erfolgreichere Rhythmus), und Sie müssen aus irgendwelchen Gründen für ein oder zwei Wochen aussetzen, dann versuchen Sie nicht, die verlorene Zeit durch erhöhten Übungseifer wieder

wettzumachen. Üben Sie zunächst etwas weniger als vor der Unterbrechung. Steigern Sie das Pensum dann wieder mit jeder Übungsstunde. Auf diese Weise werden Sie weder Ihr Nervensystem erschöpfen noch Ihre Muskeln überlasten.

(5) Das primäre Übungsziel:
Die Auflösung von Qi-Blockaden
Es muß Ihnen klar sein, daß das Auflösen von Energieblockaden wichtiger ist als die erfolgreiche Dehnung der Wirbelsäule. Das Ziel dieser Übung liegt nicht darin, den Rumpf ganz weit nach vorn zu beugen, sondern die Innervation in den Wirbeln und den Qi-Fluß in der Wirbelsäule zu verbessern.
Die Wirbelsäulendehnung ist keine Übung für den Schulsport. Und seien Sie bitte vorsichtig: Überfordern Sie sich nicht, und versuchen Sie nicht, Verletzungen mit Gewalt zu kurieren. Lösen Sie Verletzungen in der bekannten Weise auf und schmelzen Sie sie weg wie Eis. Sie möchten doch sicher wieder eine natürlich flexible Wirbelsäule haben, aber das braucht seine Zeit und darf nicht erzwungen werden.

11

Tips für die Praxis

Hinweise, die Sie beachten sollten

(1) Die Pflege der Gelenke

Üben Sie so lange, bis sich Ihre Gelenke wie gut geölt anfühlen.

Häufig gelangt man bei der Qi-Gong-Standmeditation an einen Punkt, an dem man deutlich spürt – der Körper drängt jetzt zur Bewegung. Dann ist es Zeit, mit den Wolkenhänden zu beginnen. Üben Sie die Wolkenhände so lange, bis die körperlichen Verspannungen und Muskelermüdungen verschwinden und die am stärksten betroffenen Partien sich völlig entspannen. (Stellen Sie sich vor, wie die ausgetrockneten Stellen im Körper wieder feucht und geschmeidig werden, insbesondere die Gelenke, die Hüfte, die Wirbelsäule und der Unterbauch.)

Wenn der Körper dann ausreichend geölt scheint und leichtgängig ist, fangen Sie mit der ersten Schwungübung an. Arbeiten Sie nach diesem Prinzip bei allen Schwungübungen – wenn es leicht und locker läuft, kommt die nächste Schwungübung.

Wenn Sie mit diesen Übungen erst einmal vertraut sind und sie beherrschen, reichen erfahrungsgemäß drei bis fünf Minuten Wolkenhände und bis zu zwei Minuten pro Schwungübung. Je mehr Zeit Sie den Schwüngen widmen, um so leichtgängiger werden die Gelenke (d. h. natürlich nur bis zu einem bestimmten Punkt).

(2) Die Schonung der Gelenke

Bei ersten Schmerzsignalen üben Sie langsamer und führen kleinere Bewegungen aus.

Wenn durch Überlastung Schmerzen auftreten, setzen Sie Ihre Übung einfach mit der nächsten Schwungübung fort. Bei den Qi-Gong-Elementarübungen gilt als unbedingte Regel, daß Sie Ihren Körper vor Schäden und Verletzungen bewahren sollen.

Nun erscheint es angebracht, zwischen natürlicher Beanspruchung durch eine Bewegungs- oder Dehnübung und dem Schmerz durch Verletzung zu unterscheiden. Schmerzen in einem Gelenk bedeuten, daß Sie sofort abbrechen und die Übungsbeschreibung noch einmal sorgfältig studieren sollten. Wenn Sie trotz korrekter Ausführung in einem Gelenk Schmerzen verspüren – gleichgültig, ob es sich um Ellbogen-, Knie-, Schulter- oder Handgelenk handelt –, kann es sein, daß Sie sich überanstrengt haben oder daß eine alte Verletzung wieder aufbricht. In beiden Fällen sollten Sie Umfang und Tempo der Bewegungen verringern. Falls die Schmerzen trotz der gedrosselten Ausführung anhalten, gehen Sie gleich zum folgenden Schwung über. Wenn die Beschwerden auch dort noch zu spüren sind, reduzieren Sie den Bewegungsumfang so lange, bis die Schmerzen endgültig verschwinden. Auf gar keinen Fall sollten Sie versuchen, die Gelenkschmerzen mit Gewalt zu überwinden. Die gleichen Vorsichtsregeln gelten auch beim Taijiquan, Xingyiquan, Baguazhang und allen weiteren inneren Übungssystemen.

Das gesamte weiche Körpergewebe ist ein weiterer rücksichtsvoll zu behandelnder Faktor. Die subtilen Qi-Gong-Bewegungen können in den weichen Gewebsschichten unter Umständen brennende oder stechende Schmerzen hervorrufen. Wer auf die harte Weise lernen will, wird schnell merken, wann er es zu weit getrieben hat. Bei heftigen Schmerzen sollten Sie sofort aufhören, es sei denn, Sie haben einen erfahrenen Meister zur Seite. Alle Sportler müssen Ihre Belastungsgrenzen kennenlernen. Wenn Sie dagegen noch zuwenig Praxis haben, ist es auf jeden Fall besser, übervorsichtig zu sein. Geringe Schmerzen sind wahrscheinlich normal, starken Schmerzen müssen Sie aber in jedem Falle aus dem Wege gehen.

Die meisten Menschen wissen nicht, wo ihre Grenzen liegen. Deshalb schießen sie leicht übers Ziel hinaus. Das trifft besonders auf die sogenannten Sonntagssportler zu. Während eine kurzzeitige Überlastung kaum nen-

nenswerte Schäden verursacht, wird dauernde und exzessive Überforderung deutliche Spuren hinterlassen. Natürlich sind die Schmerzgrenzen individuell verschieden, da die Belastbarkeit auch von unterschiedlichen Faktoren wie z. B. Alter, Gewicht, Konstitution und Trainingserfahrungen abhängt.

(3) Die Kniegelenke

Bei den Kniegelenken müssen Sie äußerst sorgfältig und umsichtig üben.
Die Überlastung von Muskeln endet im schlimmsten Fall mit einer Zerrung. Die meisten Menschen beenden die Übung weit vor dem Verletzungsstadium, weil der Schmerz fast unerträglich geworden ist. Ein gezerrter oder überanstrengter Muskel erholt sich innerhalb weniger Tage, Wochen oder, schlimmstenfalls, Monate. Sehnen-, Bänder- und Gelenkschäden können dagegen ein Leben lang bleiben und unter Umständen operative Hilfe erfordern. Gehen Sie deshalb mit Ihren Gelenken vorsichtig um – für sie gibt es keine Ersatzteile.
Die meisten Menschen reagieren auf Knieschmerzen, indem sie etwas höher stehen. Da wir in einer Kultur leben, die den Oberkörper betont, haben wir ein eher unterentwickeltes Gefühl für die Gelenke im unteren Körper. In den Kampfkünsten führt dieser Mangel allzuhäufig zu Knieproblemen. Die inneren Kampfkünste sind in China berühmt dafür, Rücken- und Gelenkschäden reparieren zu können. Wenn Sie dagegen Ihre Gelenke überlasten, können Drehbewegungen bereits angegriffenes Gewebe zusätzlich schwächen und alte Verletzungen noch verschlimmern. Die Qi-Gong-Elementarübungen erweisen sich, bei korrekter Ausführung, als äußerst nützlich. Sie können aber auch, wie jede andere Bewegungsübung, den Leuten schaden, die aus Ungeduld und falsch verstandenem Ehrgeiz ihre Grenzen mißachten.

(4) Eine Empfehlung an Tanz- und Bewegungskünstler

Denken Sie daran, bei Müdigkeit und Erschöpfung mit der folgenden Schwungübung weiterzumachen.
Ganz offensichtlich geben Tänzer und andere Bewegungskünstler sich nur mit maximalen Bewegungszielen zufrieden. Dieser Ehrgeiz verleitet sie dazu, nicht nur so lange zu üben, bis die optimale Versorgung mit Gelenkschmiere gesichert ist, sondern darüber hinaus weiterzumachen, bis sie das

Gefühl von erweiterter oder gar grenzenloser Gelenkbeweglichkeit empfinden. Erst dann sind sie bereit für die nächste Übung. Es ist sehr schwierig, Zeitangaben zu machen, weil Sie die Wolkenhände und die Schwungbewegungen jeweils für eine Stunde (oder auch viel länger) praktizieren können. Auch ein kompetenter Lehrer kann genaue Übungshinweise nur im direkten Kontakt und individuell geben.

Grundsätzlich sollten Sie jedoch bei den ersten Ermüdungserscheinungen zur folgenden Übung wechseln. Das Geheimnis liegt darin, die durch das System fließende Energiemenge zu optimieren, ohne dabei die Grenze zur Erschöpfung zu überschreiten. Das erreichen Sie nur durch Selbstbeobachtung während des Übens, die wiederum zum Erkennen der individuellen körperlichen und geistigen Grenzen führt.

(5) Ein Rat an Kampfkünstler

Stellen Sie sich bei den Qi-Gong-Elementarübungen keine Kampfanwendungen vor.

Die soeben behandelten Themen (Erschöpfung und Gelenkprobleme) gelten ebenfalls für Kampfkünstler. Sie tendieren häufig dazu, sich alle möglichen Kampfanwendungen vorzustellen, die die Übungen ja auch tatsächlich ermöglichen. Damit laufen Sie aber Gefahr, sich, mit oder ohne Absicht, völlig in den kämpferisch orientierten Anwendungen zu verlieren und die körperlichen Grenzen zu übersehen.

Vermeiden Sie diesen Fehler, denn er führt genauso schnell zu mentalen Blockaden in den Kampftechniken wie im physischen Bereich zu Gelenkschäden etc.

(6) Die Übungszeiten

Wie bei fast allen anderen inneren Systemen auch, beginnt die beste Übungszeit für die Qi-Gong-Elementarübungen zwei Stunden vor Tagesanbruch. Dann ist die Erde am stillsten und die seelische Unruhe am geringsten.

Eine weitere gute Übungszeit ist der frühe Morgen, etwa bei Sonnenaufgang. Üben Sie am Morgen mit nüchternem Magen, so daß der Körper keine Energie an die Verdauung abgeben muß. Frühstücken Sie erst nach dem Training.

Der frühe Abend bietet sich ebenfalls als Übungszeit an. Sie sollten aber nicht unmittelbar vor dem Schlafen trainieren, weil diese Übungen zu viel Energie aufwühlen.*

Wenn Sie schon unmittelbar vor dem Zubettgehen üben, dann beginnen Sie mit der ersten Schwungübung, an die Sie die Wirbelsäulendehnung anschließen.

Zum Abschluß kommt noch einmal der erste Schwung, jetzt aber so, als ob Sie vor Müdigkeit fast umfallen – lassen Sie alle verbliebene Spannung in den Boden sinken.

Für Nachteulen empfiehlt sich die Zeit zwischen Mitternacht und drei Uhr morgens, weil besonders die stadttypischen Belastungen und Erregungen in dieser Nachtphase abflauen. In diesen Stunden beginnt die natürliche Ladephase des Körpers für das Yang-Qi – Qi-Gong zu dieser Zeit verstärkt diesen Vorgang noch. Normalerweise verlieren die Nachtschwärmer ihr Yang-Qi, weil sie in dem entsprechenden Zeitraum nicht schlafen.

(7) Die Übungshäufigkeit

(a) normal Übende: mindestens drei- bis fünfmal in der Woche
Auf Lehrgängen gilt die erste Frage meistens der Zahl der Übungseinheiten. In den ersten drei Jahren ist es empfehlenswert, die Qi-Gong-Elementarübungen an drei oder vier Tagen der Woche mindestens zehn bis zwanzig Minuten zu üben. Am besten wäre es allerdings, wenn Sie täglich Zeit für Qi-Gong hätten.

(b) Kampfsportler: täglich
Wenn Sie Taijiquan oder eine andere innere Kampfkunst praktizieren, sollten Sie nach drei Jahren so viel Erfahrung haben, daß Sie Ihre Übungszeiten selbst bestimmen können. Ideal wäre es, wenn Sie täglich übten. Beginnen Sie Ihr tägliches Programm mit den sechs Qi-Gong-Elementarübungen, und schließen Sie die Übungseinheit mit den Schwungübungen und der Wirbelsäulendehnung ab. In diesem Zusammenhang reichen etwa drei Minuten für die Schwungübungen.

---

* Ein Übermaß an Energie kann Sie länger als erwünscht wachhalten, es wirkt etwa so wie starker Kaffee.

(c) Läufer und Mannschaftssportler: zum Aufwärmen und zum Auslaufen
Sportler aus den Wettbewerbsdisziplinen werden schnell herausfinden, daß sie nach dem Rennen bzw. dem Spiel Spannungen und Energieblockaden am effizientesten mit den Schwüngen und der Wirbelsäulendehnung abbauen können. Die Erholungsphase wird dadurch stark verkürzt und der Körper schon frühzeitig und intensiv auf die nächsten Sportereignisse vorbereitet.

(d) Büroangestellte: in den Mittagspausen und kurzen Arbeitsunterbrechungen
Die Schwungübungen und die Wirbelsäulendehnung sind besonders empfehlenswert für Berufe mit extremer geistiger Anspannung. Üben Sie in einer Kaffeepause, d. h. wenn der Streß schon zu spüren ist, aber sich innerlich noch nicht festgesetzt hat. Eine einzige Minute Streßlinderung in diesem Stadium ist von unschätzbarem Wert. Wenn Sie nur kurz Zeit haben, üben Sie wenigstens die Schwünge.

(8) Streßmanagement

Wer hohen beruflichen Belastungen ausgesetzt ist, sollte genau verstehen, wie Streß funktioniert. Zunächst wird das Nervensystem überreizt, dann arbeiten sich die Symptome tiefer in den Körper vor. Man kann die Wirkungsweise des Stresses mit Zement vergleichen, der am Anfang noch flüssig ist und sich schon nach kurzer Zeit verhärtet, d. h., die Nerven- und Organbelastungen setzen sich fest. Der Streß vom Morgen verfestigt sich gegen Mittag, die Belastungen vom Nachmittag setzen sich zur Abendzeit ab. Fünf Minuten für die Schwungübungen oder die Wolkenhände können den «Zement» eines ganzen Arbeitstages vollständig beseitigen. Gut zehn Minuten Qi-Gong in der Mittagspause bringt die morgendliche Frische zurück.

Bis jetzt haben wir uns nur damit beschäftigt, wie man den angesammelten Streß eines einzigen Tages loswerden kann. Jede Übung, die über die aktuelle Streßverarbeitung hinausgeht, vergrößert darüber hinaus Ihre zentralen Energiereserven, die dem Körper bei Krankheit und starker, außergewöhnlicher Belastung zur Verfügung stehen. Diese Qi-Reserven entscheiden auch darüber, mit was für einer Energiequalität Sie später im Leben rechnen können.

(9) Die Entgiftung des Körpers

Bedenken Sie, daß diese Übungen im Frühstadium (in den ersten Monaten) den Körper veranlassen, große Mengen von Gift und Schlackenstoffen auszuscheiden. Das führt zuweilen zu Müdigkeit, Unwohlsein und Widerwillen gegen das Üben. Die Schadstoffe werden mit dem Schweiß, Urin und Stuhl abgesondert. Besonders am Anfang kann der Schweiß sehr unangenehm riechen. Das geht aber ziemlich rasch vorüber, und Ihr Schweißgeruch wird bald nicht mehr unangenehm auffallen.

Obgleich die Qi-Gong-Elementarübungen und auch die anderen inneren Systeme kein Ersatz für das Fasten oder vergleichbare Reinigungsmethoden sind, bewähren sie sich doch als gute unterstützende Entschlackungstherapien. Wenn erst einmal die oberen Schichten von Gift und blockierter Energie gelöst sind, fühlen Sie die energieverstärkenden Resultate der Übungen rund um die Uhr.

Besonderer Hinweis für Frauen

Qi-Gong regt die Blutzirkulation äußerst intensiv an, deshalb kann der Menstruationsfluß durch Qi-Gong besonders stark werden. In der chinesischen Medizin wird aus gutem Grunde empfohlen, die Qi-Gong-Übungen während der Regel zu reduzieren, wenn die körperlichen und energetischen Bewegungen die Menstruation zu stark beeinflussen.

Besonderer Hinweis für Männer

Wenn Sie nicht gelernt haben, den Qi-Fluß während des Geschlechtsverkehrs zu kontrollieren und die Ejakulation zu beeinflussen, sollten Sie drei Stunden vor und nach dem Verkehr alle Qi-Gong-Übungen unterlassen. Das hilft, unregelmäßigen Qi-Fluß zu vermeiden und übermäßigem Energieverlust vorzubeugen.

12

Die Suche nach einem qualifizierten Lehrer

Die Anweisungen zu allen Qi-Gong-Übungen müssen peinlich genau befolgt werden. Besonders in der Anfangsphase ist ein kompetenter Lehrer wichtig. Die Anleitungen in diesem Buch, die den Bewegungen des Qi (nicht den anatomisch-mechanischen) gelten, dürfen nicht allein nach dem gedruckten Text erlernt werden. Sie sollen Ihnen helfen, das Verständnis vom ungehinderten Qi-Fluß zu vertiefen, während Sie von einem qualifizierten Qi-Gong-Lehrer unterrichtet werden.

Ein Lehrer muß in der Lage sein, seinen Schülern verbal, durch Körpersprache und am Beispiel seiner Lebensführung zu demonstrieren, was er theoretisch und praktisch für Unterricht und Leben als wichtig erachtet. Wenn das Qi des Lehrers nicht vollständig entwickelt ist und wenn er sich nicht von Kopf bis Fuß entspannen kann, dann ist es höchst unwahrscheinlich, daß seine Schüler ihr Qi entwickeln und zur Entspannung gelangen können.

Qi-Gong kann man sich nicht auf der intellektuellen Schiene aneignen, es ist ein Prozeß des konkreten Werdens, der persönlichen Entwicklung. Die Person, die Sie sich als Vorbild wählen, wird auch ihre Energie auf Sie übertragen. Das Qi-Niveau dieser Person wird darüber entscheiden, mit welchem Energiegewinn Sie aus dieser Interaktion hervorgehen.

In China drückt man das ganz einfach so aus: «Diese Dinge kann man nur von jemandem lernen, der in allem selbst kundig ist.» Viele sportliche oder intellektuelle Techniken lassen sich von einem guten Trainer lernen, der unter Umständen nur ein mittelmäßiger Praktiker ist. Beim Qi-Gong dagegen bestimmt der Entwicklungsstand des Lehrers, auf welchem Niveau er sein Qi an seine Schüler weitergeben kann. Der ideale Qi-Gong-Lehrer erfüllt zwei Bedingungen: er hat ein sehr hohes Niveau erreicht, und sein Unterricht erzielt ein vergleichbar hohes Niveau. Ein altes Sprichwort lautet: «Einige Leute sind gute Lehrer, andere sind gute Praktiker, und die, die auf beiden Gebieten gut sind, findet man sehr selten.»

Lassen Sie sich nicht durch schöne Worte täuschen, zumal im Qi-Gong-Unterricht falsches Lob über die Tatsachen wegtäuschen kann. Vergessen Sie auch nicht, daß asiatische oder chinesische Herkunft alleine noch kein Gütesiegel für kompetente Unterweisung ist. Nehmen Sie sich die Zeit, die Lehrer in Ihrer Umgebung zu testen. Lernen Sie Qi-Gong nur bei jemandem, der vertrauenswürdig wirkt. Es ist wahrscheinlich besser, einige Zeit zu warten, statt bei dem erstbesten zu lernen, bei dem Sie sich aber nicht wohl fühlen.

Gegenwärtig gibt es in den Vereinigten Staaten und in Europa nur eine verschwindend kleine Zahl von Qi-Gong-Lehrern, die den strengen chinesischen Maßstäben genügen würden. Diese Maßstäbe beruhen auf Erfahrungen und Fortschritten, die ein paar tausend Jahre zurückreichen und mit hohem persönlichem Einsatz erworben wurden. Obwohl diese Maßstäbe keinen schnellen und mühelosen Erfolg garantieren, können alle Schüler durch beharrliches und regelmäßiges Üben an ihr Ziel gelangen.

Der ideale Qi-Gong-Lehrer

Bei der Beurteilung eines Qi-Gong-Lehrers sollte Sie zuerst interessieren, ob er das Qi-Gong-System, das er unterrichtet, selbst mindestens schon seit zehn Jahren praktiziert. Stellen Sie fest, ob er die Tradition seines Meisters auch wirklich beherrscht, vor allem, wenn dieser aus einem anderen Sprach- und Kulturbereich stammt. Außerdem sollte der Lehrer ein ausgeglichenes Wesen haben. (Wenn er aufgeschlossen, herzlich und tolerant erscheint, haben Sie sicher eine gute Chance, korrekt behandelt zu werden. Ist das nicht so, und Sie spüren, daß man versucht, Sie zu beeinflussen, dann werden die charakterlichen Schwächen des Lehrers wahrscheinlich verhindern, daß er die reine Lehre weitergibt.)

Achten Sie bei den Lehrern unbedingt auf geistige Klarheit, seelische Aus-geglichenheit und körperliche Fitneß.

Selbst wenn ein Qi-Gong-Lehrer die genannten Bedingungen erfüllt, kann es immer noch vorkommen, daß er sein eigenes System nicht verändern und auf den neuesten Stand bringen kann, wenn etwas schiefläuft oder sich als ungenügend erwiesen hat. Suchen Sie einen grundehrlichen und sorg-fältig unterrichtenden Lehrer, der mehrere Qi-Gong-Systeme in- und aus-wendig kennt und auch weiß, worin sie sich unterscheiden bzw. überein-stimmen. Sein eigenes System sollte er bis ins letzte Detail beherrschen, so daß er Ihnen bei Problemen bereitwillig und kompetent zur Seite stehen kann. Viele Chinesen haben als Kinder schon Qi-Gong gelernt und unter-richten jetzt bei uns Erwachsene, ohne daß sie das pädagogische und metho-dische Rüstzeug dafür erworben hätten.

Unterhalten Sie sich mit den Schülern eines Lehrers, und versuchen Sie, deren offene Meinung zu seinem Unterricht und seinen Zielen zu erfahren. Stellen Sie fest, ob die Auskünfte mit Ihren Vorstellungen und Erwartun-gen übereinstimmen. In den kommenden Jahren werden immer mehr Men-schen gutes Qi-Gong lernen und ein fundiertes Urteil zu angebotenen Qi-Gong-Systemen und Unterrichtsmethoden abgeben können.

13

Das korrekte
Üben

Die überwiegende Mehrheit aller Qi-Gong-Systeme, einschließlich der hier vorgestellten Elementarübungen, fördert die Gesundheit zuverlässig und ohne Nebenwirkungen.

Mit Qi-Gong verhält es sich jedoch wie mit einem hochentwickelten Werkzeug, das Sie korrekt benutzen müssen, um Schäden zu vermeiden. Es gibt buchstäblich Hunderte von Qi-Gong-Techniken, die ernste gesundheitliche Störungen hervorrufen können. Es ist unmöglich, jede einzelne hier darzustellen und auf die Vorsichtsmaßnahmen einzugehen. Ich werde jedoch versuchen, Ihnen einen gesunden Respekt für die Macht der verschiedenen Qi-Gong-Techniken zu vermitteln und Ihnen Kriterien an die Hand zu geben, mit denen Sie die sicheren und effizienten Methoden erkennen können.

Körperliche Unterschiede

Die Menschen reagieren unterschiedlich auf geistige, seelische und körperliche Belastungen. Manche führen ein ausschweifendes Leben und erreichen bei guter Gesundheit ein hohes Alter, andere dagegen bemühen sich, vernünftig zu leben, und plagen sich dennoch mit allen möglichen Gebrechen. Der Unterschied läßt sich durch die unterschiedliche Menge Lebensenergie, mit der Menschen zur Welt kommen, und die individuelle Stabilität ihrer Nervensysteme erklären.

Aus Sicht der chinesischen Medizin hängt die Streßbelastbarkeit von der Widerstandsfähigkeit der Nerven ab. Wenn der Streß die Belastungsgrenze des zentralen Nervensystems überschreitet, kommt es zum Nervenzusammenbruch. Die Folge sind alle Arten physischer, emotionaler und geistiger Störungen, die möglicherweise für organische Dysfunktionen verantwortlich sind.

Die Energiebahnen des Körpers

Die Lebensenergie (Qi) Ihres Körpers fließt durch die Nervenbahnen.
Da unterschiedliche Menschen Nervensysteme verschiedener Stärke besitzen, kommt es darauf an, bei den Qi-Gong-Übungen diese individuellen Ungleichheiten zu berücksichtigen. Genau wie ein bestimmter Lebensstil den einen aufblühen läßt und den anderen früh ins Grab bringt, so reagieren die Menschen auch unterschiedlich, d. h. positiv oder negativ, auf die verschiedenen Qi-Gong-Systeme. Die Nervenbahnen als Leitungssystem für das Qi sind am stärksten durch unangemessene und falsch ausgeführte Qi-Gong-Übungen gefährdet. Während korrekt geübtes Qi-Gong die Nerven stärkt, wird das Nervensystem bei fehlerhafter Praxis geschädigt, was zum Ausfall aller angeschlossenen Subsysteme des Körpers führen kann.
Jede Botschaft vom Gehirn zum Körper oder in der Gegenrichtung durchläuft des zentrale Nervensystem. Wenn Sie mit den Qi-Gong-Übungen das Zentralnervensystem direkt beeinflussen, müssen Sie drei Sicherheitsvorkehrungen treffen:
1. Beim Üben müssen die natürlichen Grenzwerte eingehalten werden, andernfalls riskieren Sie Nervenschäden.
2. Die Öffnung neuer Bahnen und Verbindungen muß zu Gesundheit und Wohlbefinden führen, nicht zu Schwäche oder Krankheit.
3. Dem Körper muß ausreichend Zeit gelassen werden, sich auf diese neuen Energieverbindungen einzustellen, so daß die Signale nicht entstellt werden. Ein zu hohes Anfangstempo kann körperliche und mentale Probleme heraufbeschwören und sogar zu Halluzinationen führen.

In China hat man beobachtet, daß korrekt geübtes Qi-Gong Fehlfunktionen der inneren Organe rückgängig machen und Streßfolgen aufheben kann. Eine so wirkungsvolle Therapie muß aber auch entsprechend vorsichtig gehandhabt werden; denn wie ein Mechaniker mit seinem Werkzeug ein Auto vollständig reparieren kann, so besteht ebensoleicht die Gefahr, es zu beschädigen.

Ein Sicherheitsvergleich von Pranayama und Qi-Gong

Das Sanskritwort «prana» und der chinesischen Begriff «qi» können beide als «Lebensatem» übersetzt werden. Bei der Beschreibung des Pranayama (zu deutsch: Energieübung) wird in den klassischen Yogatexten darauf hingewiesen, daß die persönliche Aufsicht eines kompetenten Lehrers unbedingt erforderlich ist – wenn es geht, soll er täglich zur Verfügung stehen. Diese Forderung basiert auf folgenden Tatsachen:

(a) Pranayama ist sehr wirkungsvoll, aber auch gefährlich.

(b) Um Schäden zu vermeiden, muß korrekt geübt werden.

(c) Falls Probleme auftreten, muß der Lehrer schnell erreichbar sein, um einzugreifen, bevor es zu spät ist.

(d) Probleme kündigen sich in so unauffälligen Vorzeichen an, daß sie ein Anfänger kaum wahrnehmen kann. (Schon die subtilsten Korrekturen können in diesem Stadium nachhaltig unterschiedliche Auswirkungen haben. Entweder unterstützen und sichern sie das erfolgreiche Üben, oder sie führen zu gesundheitlichen Schäden.)

Die Grundlagen des Pranayama: Atem und partielle Kompression

Im Pranayama werden Techniken verwendet, die in einem Körperbereich Energie stillegen und in einem anderen verdichten. Diese Techniken bestehen aus Kombinationen von spezifischen Körperhaltungen und bewußtem Einsatz des Atems.

Im Grunde ist Pranayama ein äußerst präzise funktionierendes System. Wie beispielsweise in einem Atomreaktor ein korrektes Verhältnis von Energie und Druck eingehalten werden muß, so gelten aber auch im Pranayama strenge Sicherheitsanforderungen. Wenn diese beim Üben nicht beachtet werden, drohen schlimme Folgen.

Im Westen und auch in Indien sind schon viele Fälle beobachtet worden, in denen Menschen wegen unkorrekten Übens mit körperlichen und psychischen Folgen zu kämpfen hatten. Meistens lassen sich derlei Fälle auf mangelnde Kompetenz des Lehrers zurückführen, obwohl auch leichtfertiger Umgang mit den Informationen seitens der Schüler zu schädlichen Konsequenzen führen kann. Dazu kommt, daß viele Interessenten aus Büchern lernen und deshalb nicht wissen, welche potentiellen Gefahren es gibt, wann sie genug geübt haben und welche Übungen nur unter strikter Aufsicht eines Lehrers erlernt werden dürfen.

Die hohe Effizienz des Pranayama

Die Probleme, die bei den Pranayama-Übungen auftreten können, ergeben sich nicht, weil die Übungen nicht funktionieren, sondern weil sie zu gut wirken. Wenn eine Technik die Kraft hat, dem Leben zu nützen, dann entspricht dem auch oft ein ebenso starkes Potential, einen Menschen mit unangemessener Konstitution zu zerstören.

Das Vorteil-Risiko-Verhältnis im Qi-Gong

In den Hatha-Yoga-Pranayama-Systemen, die in den authentischen Kundalini-Prozeß einführen und bis zur Stufe der Selbsterkenntnis gehen können, werden die Vorteile von den möglichen Risiken in etwa aufgewogen. Im Qi-Gong ist das Verhältnis von Nutzen und Schaden viel komplexer. Einige Systeme bieten geringe Vorteile und hohes Risiko, bei anderen halten sich positive und negative Resultate die Waage, und ein paar, wie die Qi-Gong-Elementarübungen, bringen bei minimalem Risiko hohen Nutzen.

Ein Vergleich der Qi-Gong-Systeme

Während meiner Studien fiel mir auf, daß bei bestimmten Qi-Gong-Systemen immer ein fester Prozentsatz Übender übrigblieb, der Probleme hatte. Andere Qi-Gong-Arten traten weder mit besonders positiven noch negativen Resultaten in Erscheinung. Ich bemerkte auch, daß einige Systeme einen weiten Anwendungsbereich besaßen, während manche nur in sehr begrenztem Rahmen wirkten. Ein paar Qi-Gong-Traditionen vertragen sich gut mit anderen Methoden, bestimmte Richtungen schließen es völlig aus. Die anschließenden Fallbeschreibungen geben ein deutliches Bild davon, wie gefährlich es ist, Qi-Gong fehlerhaft zu üben. In jedem der Beispiele habe ich die oder den Betroffenen persönlich gekannt, oder mich betraf das Problem selbst. Ich hatte großes Glück, daß mein erster Lehrer, Wang Shu-Jin, mich nur absolut sichere Methoden lehrte. Später lernte ich auch riskante Techniken, die mich in große Schwierigkeiten brachten. Ursprünglich hatte ich nicht glauben können, daß Qi-Gong-Übungen mit Gefahren verbunden sein können. Durch schmerzliche Erfahrungen erfuhr ich, daß das sehr wohl möglich ist.

Fall 1: Ein Übermaß an Qi

Bai Hwa lehrte einen Schüler die elementare Xingyi-Nei-Gong-Technik «Senken des Qi in das untere Zinnoberfeld» (im Japanischen wird dieser Bereich als «hara» bezeichnet). Nach zwei Jahren intensiven Übens wurde der Schüler außergewöhnlich stark. Zu diesem Zeitpunkt zog Bai Hwa in eine entfernte Stadt. Sein Schüler suchte andere Xingyi-Meister auf und wollte von ihnen weitere geheime Techniken lernen. Er übte fleißig, denn er hatte bei der ersten Technik erfahren, wie positiv sie sich entwickelt hatte. Leider hatte sein Ehrgeiz negative Konsequenzen. Nachdem er die neuen Techniken, von denen keine für sich allein gefährlich war, ein Jahr lang geübt hatte, ergaben sich aus der Mischung heterogener Methoden alle möglichen Probleme. In seinem Bemühen, das Qi im unteren Zinnoberfeld zu verstärken, zwang er seine Lebensenergie unter dieses Zinnoberfeld und in die Genitalien. Dadurch leerte er seinen mittleren Erwärmer («jiao»), der für die inneren Organe zuständig ist, und füllte den unteren Erwärmer. Der Bruch der natürlichen Energieversiegelung zwischen dem mittleren und dem unteren Erwärmer versetzte den mittleren Erwärmer im völlige Auflösung. Daraus ergaben sich mentale und physische Probleme, einschließlich Halluzinationen und Pollutionen.

Es kostete einen Kräuterdoktor und Bai Hwa drei Jahre, den jungen Mann wiederherzustellen. Wie Sie sehen, kann man beim Qi-Gong in kurzer Zeit sehr viel mehr zerstören, als sich im gleichen Zeitraum wiedergutmachen läßt.

Fall 2: Die Gefahren des Sexual-Qi-Gong

Viele Menschen sind heutzutage von den Qi-Gong-Techniken zur Steigerung der sexuellen Kraft fasziniert.

Es gibt zum Beispiel ein System, in dem Techniken wie: die «Energie mit aller Kraft in Anus und Wirbelsäule hochziehen» oder zunehmend schwere «Gewichte an Hoden und Penis hängen» geübt werden.

Mein Lehrer Hung I Hsiang riet mir nachdrücklich davon ab, als ich ihn vor fünfzehn Jahren auf diese Techniken ansprach. Wang Shu-Jin, mein erster Lehrer und ein Mann, der für seine daoistischen Sexualpraktiken bekannt war, warnte mich 1970 ebenfalls davor.

Kleinere Probleme kommen äußerst häufig vor. Ich bin vielen Leuten begegnet, die sich an solchen sexuellen Techniken versuchten und dabei ihr Sexualverhalten ruiniert haben. In diesen Fällen kommt es sehr schnell zu Überforderungen, besonders, wenn die Geschlechtsorgane bereits genetisch schwach sind. Einige der verbreiteten Probleme schließen Epididymitis (Nebenhodenentzündung) und innere Blutungen ein. Während diese Techniken zu längerdauernder Erektionsfähigkeit verhelfen, kann der verstärkte Druck das Bindegewebe und die Gefäßwände schädigen. Auch Frauen können durch riskante Sexual-Qi-Gong-Methoden Schaden davontragen: in ernsteren Fällen kann es zu Scheinschwangerschaften und unregelmäßig einsetzenden Perioden führen.

Eine andere Technik aus bestimmten Kampfkünsten und Qi-Gong-Systemen, welche die Männer gesundheitlich gefährden kann, betrifft das Hochziehen der Hoden in die Leibeshöhle.

Strenge Überwachung durch einen Meister gehört unbedingt zum Erlernen der Sexual-Qi-Gong-Methoden. Das sollten besonders die Europäer und Nordamerikaner beherzigen, denn die westlichen Gesellschaften entwickeln sich zu Workshop-Kulturen, in denen die kompliziertesten Dinge in knapp zwei Stunden oder kürzer vorgestellt werden, die früher in mehreren Monaten vermittelt wurden.

Im Daoismus ist es Tradition, gefährliche Inhalte nicht ohne alle vorstellbaren Sicherheitsmaßnahmen zu unterrichten. In anderen Traditionen glaubt man, wenn der Mehrheit geholfen wird und nur eine verschwindende Minderheit Schaden erleidet, das Risiko für die wenigen hinnehmen zu können, da ja im größeren Umfang Positives geleistet wird. Aber jeder sollte sich vor Augen halten, daß er zu jener Minderheit zählen kann und daß er das unter Umständen erst erfährt, wenn es schon zu spät ist.

Fall 3: Die Probleme der Kompressionsatmung

Durch Hung I Hsiangs Bruder wurde ich mit dem Weißer-Kranich-Qi-Gong bekannt. Eine darin enthaltene, weit verbreitete Technik der Shaolin-Qi-Gong-Methoden betrifft die Kompression der Energie im Körper – vergleichbar mit dem Versuch, viele Kleidungsstücke mit Gewalt in einen Koffer hineinstopfen zu wollen. Zu dieser Technik gehören Preß- oder Kompressionsatmung (amerikan. Englisch «packing»), physische Kontraktionen und das Empfinden für physische und energetische Kraft. Durch übertriebenes Üben erlitt Hung I Hsiangs Bruder eine Lungenblutung, an der er verstarb. Im Westen habe ich die verschiedensten Arten dieser Energiekomprimierung beobachtet. Sie sind äußerst riskant, wenn sie nicht unter strikter Aufsicht geübt werden. Die Kompressionsatmung schädigt hauptsächlich die Lungen, verursacht innere Blutungen, führt zu energetischen Disharmonien und schwächt die Atemwege.

Eine über vierzig Jahre alte Karateka, welche die Kompressionsatmung auf einem Workshop gelernt hatte, suchte mich in Boston auf, weil sie wegen dieser Methode schon im vierten Winter unter Lungenentzündung litt. Die Technik, die sie übte, war äußerst wirkungsvoll. Bevor sie mit dieser Technik begonnen hatte, war sie kerngesund. Es stellte sich heraus, daß sie die ganze Zeit sehr fleißig, aber völlig falsch geübt hatte. Glücklicherweise konnte ich in diesem Fall helfen, aber das klappt nicht immer.

Ein weiterer Hilfesuchender, der Lehrassistent eines sehr bekannten Kampfkunstmeisters von der amerikanischen Ostküste, hatte den Kleinen Himmlischen Energiekreislauf auf sehr energieanregende Weise erlernt. Dabei benutzte er auch die umgekehrte Atmung, um im unteren Zinnoberfeld Hitze zu erzeugen, die dann weiter im Körper bewegt wurde. Außerdem wurde er angewiesen, den Anus zu kontrahieren und beim Atmen die Energie mit aller Macht die Wirbelsäule hochzuziehen.

Je länger er das übte, um so intensiver und stärker spürte er seine Energie. Wie auch in anderen Qi-Gong-Techniken richten sich die entstehenden Empfindungen nach dem Maß der investierten Energie. Zu allem Unglück brannte er innerlich langsam aus, besonders seine Nieren- und Herzenergie schwand rapide. Als er die ersten bedenklichen Symptome wie Frösteln, kalten Schweiß, unwillkürliche Schüttelanfälle, Temperaturanfälligkeit und Vitalitätsverlust feststellte, wurde er angehalten, weiterzumachen und mit aller Energie durch die Blockaden durchzuheizen. Selbst als er die Übungen einstellte, dauerte es noch mehr als fünf Jahre, bis er sich völlig erholt hatte. Die Tatsache, daß diese Symptome auftraten, ist selbst nicht bedenklich, weil man sie im Frühstadium hätte beheben können. Sein Lehrer hatte jedoch versäumt, die Warnsignale zu beachten, statt dessen schob er dem Schüler die Schuld zu und warf ihm vor, daß mit ihm etwas nicht stimmte. Wenn also beim Qi-Gong körperliche oder mentale Probleme auftreten, brechen Sie die Übungen sofort ab. Der Fehler muß nicht unbedingt bei Ihnen liegen, sondern er kann auch auf falsche oder mißverständliche Anleitung zurückzuführen sein.

Fall 4: Vibrationstechniken im Kranich-Stil

In vielen Qi-Gong-Systemen, besonders in den Shaolin- und Tierstilen (Weißer Kranich), gibt es eine Technik, mit der man das Qi bewußt im Körper zum Vibrieren bringen kann. Der Atem schwingt schnell, und das Qi vibriert im Inneren der Knochen, des Bindegewebes, des Gehirns etc.

Diese Übungsmethode ist mit einer Reihe unangenehmer Nebenwirkungen verbunden. Die Menschen können völlig gleichgültig und nachlässig werden, oder sie geraten, mit zunehmenden Vibrationen, in einen Zustand von Größenwahn. Es können sich auch noch andere Geisteskrankheiten einstellen. Nach der Übung, wenn alle inneren Bewegungen wie z. B. die genannten Vibrationen, Öffnen und Schließen beendet sind, kann es auch vorkommen, daß sich Halluzinationen eben dieser Bewegungen einstellen. Bei fortgesetztem, längerem Üben werden sogar die inneren Organe in Mitleidenschaft gezogen, wobei die Lunge und die Leber am stärksten gefährdet sind. Oft fließt bei dieser Methode das Qi unvollkommen und ziellos durch das System, statt konzentriert auf allen Bahnen zu strömen. Als ich diese

Vibrationspraktiken zum ersten Mal in Beijing beobachtete, sah ich deutlich, daß diese Art der willkürlichen Qi-Bewegung den Effekt erzeugte, den man in Indien als unkorrekt gewecktes Kundalini bezeichnet.

Meine Lehrerin für medizinisches Qi-Gong in Beijing erklärte mir, daß diese Technik den traurigen Ruf hätte, viele Übende ins Unglück zu stürzen. Sie hatte in ihrer Praxis mit Krebspatienten gearbeitet, die ihre Symptome dank Qi-Gong unter Kontrolle gebracht hatten und die dann solche Vibrationsmethoden anfingen. Damit zerstörten sie alle guten Fortschritte und mußten wieder ins Krankenhaus. Das intensive Energiegefühl macht die Übenden süchtig, und wie bei Crack gibt es keine Chance mehr, wenn erst einmal das totale Debakel droht.

Als ich 21 Jahre alt war, lernte ich eine ähnliche «geheime» Technik. Es hieß, daß es das Qi-Gong wäre, welches dem Taijiquan seine unermeßliche Kraft verliehe. Ich übte jeden Tag fleißig zwei Stunden, bis ich in der Lage war, Knochen mit einem leichten Schlag, quasi nur mit Hilfe von Energievibrationen, zu zerbrechen. Zur gleichen Zeit stellte ich aber auch in mir ein verführerisches Energiegefühl fest, und mir wurde langsam klar, daß ich mich auf dem besten Wege zu geistiger Verwirrung befand. Je stärker sich mein Qi entwickelte, um so sonderbarer wurde meine geistige Verfassung und um so heißer fühlte sich mein Körper an.

Bei einem besonders gewalttätigen Kampf in Japan kam es so weit, daß ich nach Belieben Knochen brechen konnte und kaum noch fähig war, mich zu bremsen. Ich erkannte, daß diese Technik zum Wahnsinn führen würde und ich kein Mitgefühl mehr empfinden könnte. Augenblicklich entschloß ich mich, damit Schluß zu machen. Ein paar Jahre später erfuhr ich auf Taiwan, daß ich die «tsung-he»-Form aus dem Fuijian-Weißer-Kranich-Stil gelernt hatte. Von dieser Methode hieß es, daß etliche der Übenden geisteskrank geworden waren, entweder verdeckt oder ganz offen. Viele der bescheiden wirkenden Qi-Gong-Meister dieses Systems sind im Grunde genommen äußerst gemeingefährlich. Gewalt tritt an die Stelle von Menschlichkeit und Mitgefühl. Obgleich sie ihre Kräfte zum Heilen benützen, würde es ihnen auch nichts ausmachen, wenn dabei jemand zu Schaden käme.

Ein Taiji-Schüler in San Diego, Mike, studierte bei einem Lehrer, dessen Form Vibrationen von Geist, Körper und Atem enthielt. Mike war noch nicht einmal zwanzig Jahre alt und hatte keine Erfahrungen in den Kampfkünsten. Er glaubte, daß das Taiji seines Lehrers die einzig authentische

Ausführung war. Mit der Zeit wurden Waffenformen und weitere Atemtechniken hinzugefügt, um die Vibrationen zu verstärken. Nach etwa 2 1/2 Jahren konnte er schon Energie aussenden, allerdings noch etwas unkontrolliert. Er glaubte, daß er tatsächlich gute Fortschritte machte. Zu seinem Schrecken stellten sich auch sehr unangenehme Nebeneffekte ein:

(1.) Er litt unter furchterregenden Halluzinationen, in denen sein Bewußtsein den Körper verließ und unkontrolliert davontrieb.

(2.) Gegenstände schienen sich schneller zu bewegen, als sie es in Realität konnten; das erwies sich besonders im Straßenverkehr als gefährlich.

(3.) Sein Körper wurde innerlich zunehmend starrer.

(4.) In ihm entwickelte sich ein unstillbarer Machthunger.

(5.) Er fühlte sich permanent wie aufgedreht und kam nicht zur Ruhe.

(6.) Sein Körper wurde von unkontrollierbaren Krämpfen erschüttert.

Diese Probleme traten auch bei einem seiner Freunde auf, der zufällig in meinen Unterricht gekommen war. Als ich sah, wie er sich buchstäblich selbst zerstörte, lehrte ich ihn, die Vibrationsenergie abfließen zu lassen und umzulenken. Er berichtete seinem Freund Mike davon, der mich ebenfalls aufsuchte.

Zu jenem Zeitpunkt hatte Mike schon drei Jahre nicht mehr praktiziert; gleichwohl hatten seine Symptome nicht nachgelassen, und er fürchtete immer noch zutiefst um seine geistige und körperliche Gesundheit. Ich stellte fest, daß er das Qi in seinem Körper verdichtet hatte. Mit Hilfe verschiedener Methoden formte ich seine Energie um und zeigte ihm, wie er diesen Heilungsprozeß zu Hause fortsetzen und das zerstörerische Qi aus seinem Körper entfernen konnte. Nach zwei Jahren waren seine Probleme fast überwunden.

Das Ausstoßen von Energie

Viele andere Qi-Gong-Techniken, wie z. B. Energie auf Entfernung auszu-
stoßen, sind ihrer Natur nach nicht gefährlich. Sie setzen aber eine solide
Beherrschung der Verwurzelungstechniken voraus, die auch in diesem
Buch beschrieben sind. Die meisten Probleme beim Qi-Gong entstehen,
wenn die Energie sich staut und deshalb nicht mehr frei durch das System
fließen kann. Das Wissen darüber, wie man Energie in den Boden ableitet,
kann sich als Rettung in der Not erweisen. Bei solchen Qi-Gong-Distanz-
Übungen wird sehr oft die Mithilfe des Partners benötigt. Überhaupt wird
bei diesem Thema und seiner Demonstration häufig übertrieben. Die
Übungen dienen eigentlich nur dazu, die Sensibilität für Qi zu entdecken.
Es ist dagegen absolut unmöglich, einen Menschen mit gesunder, ausgeprägter Willenskraft gegen seinen Willen zu bewegen oder zum Springen
zu bringen, wenn man Qi über eine gewisse Distanz aussendet, ohne den
Körper des Partners zu berühren.

Die Gefahren übereilten und erzwungenen Übens

Qi-Gong-Übungen, die Ihnen sehr schnell das Gefühl größerer körperlicher oder psychischer Kraft vermitteln, überfordern häufig das zentrale
Nervensystem. Energie-Systeme mit dem Ziel einer ruhigen und gleichmäßigen Entwicklung sind sicherer und besser für langfristiges Üben geeignet.
Die extremen, energiereichen Techniken sind durchweg mit negativen Ef-
fekten verbunden.
Wenn Sie sich an solche riskante Systeme wagen, sollten Sie mindestens
einmal pro Woche einen Lehrer aufsuchen, der Ihr Qi-Gong korrigieren
kann, so daß eine gefährliche Übung trotzdem eine beherrschbare Übung
bleibt. Besonders bei Shaolin-Techniken, die sich als gefährlich erwiesen
haben, brauchen Sie einen Lehrer, der allen fachlichen und ethischen An-
sprüchen genügt.

Wenn Sie feststellen, daß sich seltsam veränderte körperliche, geistige, emotionale oder psychische Wahrnehmungen einstellen oder mit Schmerzen verbunden sind, brechen Sie die Übungen sofort ab, und versuchen Sie die Ursachen herauszufinden. Unabhängig von Ihrer individuellen Kraft und Aufnahmefähigkeit müssen Qi-Gong-Übungen immer als angenehm empfunden werden. Wenn Sie sich mit Gewalt über Ihre Grenzen hinwegsetzen, riskieren Sie kaum wiedergutzumachende Schäden an den Nerven, Drüsen, inneren Organen und dem Gehirn. Exzesse beim Qi-Gong können Sie mit zu hoch gesteckten Trainingszielen bei Sportlern vergleichen, die fast immer zu körperlichen Schäden führen. Denken Sie daran, daß Sie einen Lehrer brauchen, der nicht nur auf seinem Gebiet hervorragend ist, sondern auch Ihr persönliches Wohl im Auge hat.

Sichere Qi-Gong-Übungen

Trotz der vorangegangenen Warnungen können Sie darauf vertrauen, daß die meisten Qi-Gong-Systeme völlig sicher und zuverlässig sind. Fürchten Sie sich nicht vor Qi-Gong, nur weil einige Techniken zu Komplikationen führen können. Wahrscheinlich enthalten alle wertvollen Methoden irgendwelche schädlichen Aspekte. Die Aufgabe dieses Kapitels ist, die Leute auf negative Seiten des Qi-Gong aufmerksam zu machen, die wir in unserer Faszination für seltsame und fremdartige Dinge allzugern übersehen. Lassen Sie mich noch einmal darauf hinweisen, daß die beschriebenen sechs Qi-Gong-Elementarübungen die sichersten sind, denen ich in zwanzig Jahren des Suchens begegnet bin.

Ein Nachwort

Der Überfluß an Qi ist ein mit der Geburt erworbenes Recht

In den asiatischen Kulturen sind im Laufe der Geschichte viele Methoden entwickelt worden, die den Menschen eine weit über das Normale hinausreichende Vitalität vermitteln. Die meisten dieser Techniken hat man in China jahrhundertelang geheimgehalten. Ich glaube, daß die Zeit gekommen ist, alle Menschen an diesem wertvollen, gesundheitsfördernden Wissen teilhaben zu lassen.

Aus der Sicht der alten Daoisten wird der überwiegenden Mehrheit der Menschen bei der Geburt reichlich Lebensenergie mitgegeben. Irgendwann, wenn man nicht immer vernünftig und gesund gelebt hat (was heute auch zunehmend schwieriger wird), beginnt diese ansehnliche energetische Mitgift zu schwinden, und es muß zusätzliche Energie hinzugefügt werden. Ein frischer Grashalm, ein junger Baum und kleine Kinder sind weich und biegsam. Mit dem eintretenden Alter wird das Gras hart und spröde, der Baum wird trocken und brüchig, und ältere Menschen werden steif, bis sie sich kaum noch bewegen können.

Das Erfolgsrezept: Regelmäßiges Üben

Wie schon die alten Daoisten beobachteten, fördert Beweglichkeit und Geschmeidigkeit die Lebensenergie ganz entscheidend. Die Qi-Gong-Elementarübungen in diesem Band schaffen die notwendige Grundlage, mit der Sie diese gesundheitlichen Ziele erreichen können, solch ein Weg erfordert aber

Zeit und Ausdauer. Es geht um die Qualität Ihres Lebens, und nur Sie sollten Ihre Schwerpunkte bestimmen. Während der Informationswert dieses Buches an sich schon hoch ist, erschließt sich dessen wahrer Wert aber erst durch regelmäßiges Üben.

Wer mit dem Gedanken spielt, eine innere Kampfkunst zu erlernen, wird herausfinden, daß die Elementarübungen den Lernfortschritt beim Taijiquan, Xingyiquan oder Baguazhang stark fördern. Ich habe in den Vereinigten Staaten und in Europa Leute gesehen, die schon weit über zehn Jahre Taijiquan praktizierten und dennoch nicht mit den inneren Grundprinzipien vertraut waren. Diese Prinzipien, die sich an Hand der Grundübungen erlernen lassen und die nicht nur in den inneren Kampfkünsten so wichtig sind, hätten sie schon im ersten Jahr von ihren Lehrern erfahren sollen. Wenn Sie also für Taijiquan und die anderen inneren chinesischen Künste einen soliden Einstieg suchen, finden Sie hier zuverlässige Informationen. Für alle anderen, die sich nicht in die komplizierten und übungsintensiven Bewegungen des Taijiquan verstricken und dennoch dessen mentale und körperliche Vorzüge genießen wollen, sind diese Grundübungen wie geschaffen. Später, wenn Sie die am eigenen Körper erfahrenen Vorzüge vom Wert der inneren Kampfkünste überzeugt haben, besitzen Sie eine denkbar günstige Ausgangsposition und machen schnellere und größere Fortschritte als die meisten anderen Anfänger.

Anhang

Die daoistische Energie-Lehre in der Übermittlung von Bruce Kumar Frantzis

Das daoistische Qi-Gong für Gesundheit, Therapie, Selbstverteidigung und spirituelle Entwicklung

Wollen Sie mehr Energie besitzen, um die Gesundheit zu stärken, andere zu heilen, sich selbst gegen körperliche Gewalt zu schützen oder sich spirituell weiterzuentwickeln? Bruce Kumar Frantzis hat zehn Jahre in China verbracht und dabei die daoistischen Methoden, mit denen sich die Energien des Körpers lenken und stärken lassen, bei authentischen Meistern studiert. Jetzt bietet Kumar Frantzis ein umfassendes System daoistischer Übungen an, mit dem auch Sie die genannten Ziele erreichen können. Diese Qi-Gong-Übungsreihe hebt den Schleier von vielen bisher geheimgehaltenen Praktiken und gestattet Ihnen einen direkten und persönlichen Zugang.

Die Kontrolle der Körperenergie:
Die Qi-Gong-Elementarstufen

Die Grundprinzipien der Qi-Bewegung im Körper werden in sechs Lernstufen unterrichtet. Wer ein umfassendes Verständnis in diesen Grundlagen erwirbt, wird es bei den höheren Energieübungen und bei den Kampfanwendungen sehr viel leichter haben, seine Möglichkeiten zu realisieren.

1. Stufe: Drachen-Tiger-Qi-Gong und Qi-Gong-Standmeditation
(«Dragon and Tiger Qi Gong and Standing Meditation»)
Leicht zu erlernen. Vermittelt Ihnen schnell ein reales Energiegefühl im Körper. Belebend und beruhigend. Beseitigt Streß und Schmerzen. Empfehlenswert für Anfänger.

2. Stufe: Öffnen der Energietore des Körpers
(«Opening the Energy Gates of Your Body»)
Sorgt für die physisch-anatomisch korrekte Haltung, damit die Energie ungehindert fließt und die Bewegungen geschmeidig werden. Zur Vorbeugung von Verletzungen in allen Bewegungs- und Kampfsportarten. Im vorliegenden Band («Qi-Gong – Wege zu den Energiequellen des Körpers») beschrieben.

3. Stufe: Vereinigung von Himmel und Erde
(«The Joining of Heaven and Earth»)
Die Energie wird durch den gesamten Körper bewegt. Stärkt, heilt und verbessert die Beweglichkeit der Gelenke. Einführung in die Geheimnisse der daoistischen Atmung. Ermöglicht Ihnen, aus den Händen Energie auszusenden, mit der Sie sich oder andere heilen können.

4. Stufe: Den Bogen spannen und den Pfeil abschießen
(«Bend the Bow and Shoot the Arrow»)
Versieht Ihre Wirbelsäule mit elastischer Kraft, wie sie die meisten Menschen seit ihrer Jugendzeit nicht mehr erfahren haben. Hilft bei chronischen Rückenschmerzen. Verbessert die Haltung. Regeneriert und stärkt Ihr zentrales Nervensystem.

5. Stufe: Spiral-Energiekörper («Spiraling Energy Body»)
Ihr Energiespiegel kann damit stark angehoben werden. Sie lernen, die Energie in Kreisen und Spiralen durch den gesamten Körper zu bewegen und die Energie bewußt in jeden Körperteil zu lenken.

6. Stufe: Die Götter spielen in den Wolken
(«Gods Playing in the Clouds»)
Faßt alle positiven Effekte der vorangegangenen Übungen zusammmen. Reinigt und stabilisiert den zentralen Energiekanal im Körper. Härtet und stärkt die Knochen. Klärt und energetisiert das Gehirn. Beseitigt negative Emotionen aus dem Körper.

Die körperliche und emotionale Gesundheit

Wenn Sie Verletzungen heilen, Ihren Körper stärken, Streß reduzieren und das Immunsystem unterstützen wollen, sollten Sie außerdem die beiden folgenden inneren Stile üben. Diese fortgeschrittenen inneren Bewegungskünste steigern den Nutzen und die positiven Wirkungen aus den sechs Qi-Gong-Elementarstufen.

Wu-Stil-Taijiquan (Kurzform)
Diese Taiji-Form vermittelt Beweglichkeit, Körperbeherrschung, Leistungsfähigkeit, Leichtigkeit und Eleganz in den Bewegungen. Sie besteht aus achtzehn fließenden Bewegungsteilen, die langsam und in meditativer Wachheit geübt werden.

Baguazhang: Wechsel der Handformen
Eine dynamische und atmungsaktive, dennoch entspannte Übung, bei der Sie einen Kreis abschreiten und häufig die Richtung wechseln. Ihr Körper wird außerordentlich stark, beweglich und anmutig. Sie können sich mit blitzartiger und unberechenbarer Geschwindigkeit bewegen. Exzellentes Gesundheitsprogramm.

Die Qi-Gong-Therapie
Die sechs Elementarstufen oder gleichwertige Qi-Gong-Ausbildung sind Voraussetzung für die beiden folgenden Programme.

Qi-Gong-Tuina
Geben Sie mit den Händen, der Stimme und den Augen Energie ab. Befreien Sie damit andere Menschen von Energieblockaden, und unterstützen Sie deren Heilung. Sie können diese Form der Energiearbeit mit allen anderen Methoden der Körperarbeit und Massage kombinieren, z.B. mit Bindegewebsmassage, Lymphdrainage, Akupressur, Nervengewebebehandlung, Massage der inneren Organe etc.

Die Qi-Gong-Therapie
Mit speziellen Standpositionen und Qi-Gong-Übungen können Sie Energieblockaden aufheben und den Qi-Fluß umlenken, wenn besondere körperliche, emotionale oder mentale Probleme derartige energetische Korrekturen erfordern.

Die Selbstverteidigung
mit den inneren Kampfkünsten

In den drei inneren Kampfkünsten können Sie Unterricht auf allen Stufen erhalten.

Taijiquan
Wenn Sie Taijiquan als Kampfkunst üben, können Sie sich blitzschnell auf Kreisbahnen bewegen und die Angriffe und Energie des Gegners auf ihn zurückschlagen lassen. Kumar Frantzis lehrt die vollständigen traditionellen Systeme des Wu- und des Yang-Stils; diese schließen die Langform, «tuishou», Selbstverteidigung und Waffenformen ein.

Xingyiquan
Nutzen Sie die innere Energie für zerstörerische, konsequente Fauststöße und Abwehrblöcke. Gleichzeitig nutzen Sie die Kraft des Gegners aus, um ihn zu überwältigen.

Baguazhang

Diese innere Kampfkunst wird von Schrittfolgen auf einer Kreisbahn und ununterbrochenen Spiralbewegungen geprägt. Sie verschwinden wie ein Geist aus der Reichweite Ihres Gegners und können jederzeit unberechenbare und unerwartete Schläge aus allen Richtungen austeilen. Gegen acht Angreifer gleichzeitig einsetzbar. Baguazhang ist eine rein-daoistische Bewegungskunst.

Die spirituelle Entwicklung:
Einswerden mit dem Dao

Das traditionelle Meditationsprinzip des Wasserwegs, das auf Laozi zurückgeht, hat Kumar Frantzis bei Liu Hung Chieh erlernt. (Laozi, auch Lao Tse, war der Verfasser des Daodejing/Tao Te King.) Das philosophische Fundament der meisten im Westen bekannten fernöstlichen Meditationsmethoden bildet das Yang- oder Feuerprinzip. Spirituelle und physische Fortschritte werden erzielt, indem Sie die Blockaden mit Gewalt durchstoßen. Im Gegensatz dazu lösen Sie mit Laozis Yin- oder Wasserprinzip Hindernisse auf dem Weg zur spirituellen Erfüllung unkompliziert und ohne Nebenwirkungen einfach auf.

Die Yijing-Methode der Meditation ist ein maßgeblicher Teil des Wasserwegs, bei der Sie mit den acht elementaren Energien des Universums vertraut werden und lernen, wie es im Yijing (dem Buch der Wandlungen) beschrieben ist, sie in den Körper und den Geist zu integrieren.

Mit den Techniken der daoistischen inneren Alchimie können Sie Ihre Körperenergie in die elementaren Energien des Universums umwandeln. Sie lernen auch, alle Energiekanäle und Energiezentren Ihres Körpers zu nutzen – das betrifft besonders die drei «dantian» oder Zinnoberfelder.

Kumar Frantzis unterrichtet Übungen und Techniken, die Ihnen helfen, zwei der drei Etappen zu bewältigen, die auf diesem daoistischen Weg zur Erleuchtung führen.

Vorübungen auf dem Weg zur Stille

Streben Sie nach «jing» (Stille), dem Zustand, in dem sich die Energien des Körpers und der Emotionen beruhigen und festigen können. Finden Sie so zu geistiger Ruhe, Geduld und Ausdauer, befreien Sie sich von Zwangsvorstellungen, gewinnen Sie blühende Gesundheit und die Fähigkeit, mit allen Belastungen fertig zu werden, durch die folgenden Praktiken:

Die Umwandlung des physischen Körpers
Lösen Sie alle physischen und emotionalen Energieblockaden im Körper auf, und führen Sie die inneren Organe und Drüsen auf ein höheres Leistungsniveau.

Emotionale Reife
Befreien Sie sich von allen Energien und Konditionierungen, die Körper und Geist hemmen. Widmen Sie sich sexuellen Meditationstechniken, mit denen Sie Ihre Energiekanäle öffnen und Ihre persönlichen Beziehungen verbessern können.

Himmlische und irdische Energiequellen
Daoistische Schamanenmethoden helfen, sich an die Energien des Himmels, der Erde und der fünf Elemente (Metall, Wasser, Holz, Erde und Feuer) anzuschließen. Beziehen Sie diese Energien aus der Umwelt – aus Bäumen, Gewässern, Menschen, Bergen, Planeten und Fixsternen – und nutzen Sie sie als Energiequellen für die eigene Transformation.

Die Stille in der Bewegung
Integrieren Sie die Qi-Gong-Meditation in die Bewegungs- und Kampfkünste, wie z. B. Taijiquan und Baguazhang.

Die spirituelle Wiedergeburt: Die höheren Techniken
Die daoistische Alchimie konzentriert sich auf die mittleren und unteren Energiezentren sowie auf das Herz und das Gehirn.

Die Öffnung des Herzens
Öffnen Sie Ihr Herz für sein höheres Potential an Ausgeglichenheit, Gelassenheit, Güte, Liebe und Mitgefühl.

Die Öffnung des Geistes
Durch das Öffnen des Geistes können Sie zwischen falsch und richtig unterscheiden lernen, die Kausalenergien des Universums verstehen und Zutritt zum unzugänglichen Kosmos gewinnen.

Die Öffnung der Seele
Verfeinern und verschmelzen Sie die Energien von Körper, Herz und Geist, so daß Sie sich selbst erkennen, zu Ihrem wahren, spirituellen Wesen finden und in eine Welt jenseits der Worte eintreten.

Das Dao
Als frisch geborenes spirituelles Wesen entwickeln Sie sich auf dem Weg der Einswerdung mit dem Universum. Im Gegensatz zu den vorangehenden zwei Stufen benötigen Sie in dieser Phase keine speziellen Praktiken mehr. Der Weg eines jeden einzelnen offenbart sich individuell. Jedes spirituelle Wesen gelangt schließlich zur Reife und Unsterblichkeit und wird eins mit dem Dao.

Ausbildung und Weiterbildung

Obgleich dieses Buch eine solide Einführung in die elementaren Qi-Gong-Übungen ist, ersetzt es dennoch nicht die persönliche Unterweisung. Kumar Frantzis bietet Ihnen eine Reihe von Möglichkeiten, sein umfassendes daoistisches Energiesystem für Gesundheit, Therapie, Selbstverteidigung und spirituelle Entwicklung in der Praxis näher kennenzulernen.

Sommerlehrgänge
Die ideale Gelegenheit, bei einem ein- oder mehrwöchigen Aufenthalt in der kalifornischen Bergwelt zu üben. Sie studieren bei Kumar Frantzis und im Kreise seiner Studenten in einer zauberhaften Landschaft, in der das Lernen und Ausspannen wie angenehmer Urlaub empfunden wird. (Winterkurse können ebenfalls angeboten werden.)

Wochenend-Lehrgänge
Als Einstieg oder zur Fortbildung gibt Kumar Frantzis regelmäßig Lehrgänge in San Francisco, New York, Boston, London und Frankfurt. Er und seine Assistenten können auch in weitere Städte der USA und Europas eingeladen werden.

Lehrer-Ausbildung
Wer eine qualifizierte Ausbildung anstrebt, kann an den entsprechenden Kursen in San Francisco teilnehmen. Die Dauer variiert zwischen zehn Tagen und zwei Monaten. Ein umfassendes Studienseminar für Lehrer wird gerade aufgebaut. Die vorgesehene Ausbildungszeit soll mindestens ein Jahr betragen.

Laufende Kurse
Kumar Frantzis und seine örtlichen Repräsentanten unterrichten in regel-
mäßigen, wöchentlichen Klassen in San Francisco, New York, Boston, Flori-
da, Neu-Mexiko, Arizona und Großbritannien.

Lehrmaterial
Kumar Frantzis bietet Videos an, die von einer allgemeinen Einführung in
die daoistischen Methoden über spezielle Prozesse wie das Öffnen der Energietore bis zu Taijiquan als Selbstverteidigung reichen.

Kontaktadressen

Bruce Kumar Frantzis
P. O. Box 99
Fairfax, California 94978-0099
USA
Tel. 001/415/454-5243
Fax. 001/415/454-0907

Brian Cooper
Brighton School of Tai Chi Chuan
P. O. Box 915
Brighton, E-Sussex BN 17 AU
England
Tel. 0044/273/506833
Fax.0044/273/675164

Leo Wagner
Hauptstraße 30–32
64625 Bensheim
Deutschland
Tel. (0)6251/62649

Muskeltraining
von Johannes Mende
(rororo sport 8640)

Körpertraining
von Johannes Mende
(rororo sport 8612)

Funktionsgymnastik
von Karl-Peter Knebel
(rororo sport 7628)

Allround-Fitness
von H. Gunnari / O. Evjenth /
Michael B. Brady
(rororo sport 8644)

Fitnessernährung
von Michael Hamm
(rororo sport 8648)

Gymnastik
von Inge Mißmahl
(rororo sport 7044)

Aufwärmen im Sport
von Jürgen Freiwald
(rororo sport 8642)

Sportmassage
von Friedrich Schwope
(rororo sport 8625)

Sport ab 40
von Heinz Meusel
(rororo sport 8619)

Fitnessgymnastik
von Karl-Peter Knebel
(rororo sport 8636)

Fitness für Frauen
von Sabine Letuwnik / Jürgen
Freiwald
(rororo sport 8681)

Fitness für Männer
von Jürgen Freiwald
(rororo sport 8687)

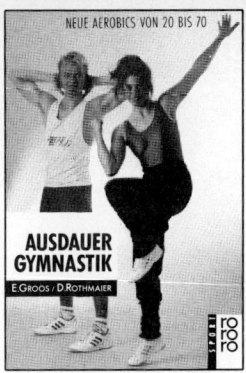

Fit durch Muskeltraining
von E. Trunz u. a.
(rororo sport 8611)

Ausdauergymnastik
von Erika Groos / Dorothee
Rothmaier
(rororo sport 8693)

Wassergymnastik
von Karen Beigel / Andreas
Brinckmann
(rororo sport 8639)

Laufen
von Herbert Jost
(rororo sport 8655)

Besser laufen
von Jack Heggie
(rororo sport 8664)

rororo sport wird herausgegeben von Bernd Gottwald. Ein Gesamtverzeichnis der Reihe finden Sie in der *Rowohlt Revue*. Jedes Vierteljahr neu. Kostenlos. In Ihrer Buchhandlung.

Akrobatik
von Bennie und Gerard
Huisman
(rororo sport 8628)

Jazztanz
von Inge Mißmahl
(rororo sport 7025)

Bewegungsspiele
von Andreas Brinckmann /
Uwe Treeß
(rororo sport 7043)

Rhythmische Sportgymnastik
von Sibylle Gienger
(rororo sport 8610)

Bewegung von Kopf bis Fuß
Fitness für Körper und Sinne
von Dorothea Jöllenbeck
(rororo sport 8670)

Radsport
von Henk Zorn
(rororo sport 7618)

Einradfahren
von Sebastian Höher
(rororo sportbuch 8654)

Reiter-Handbuch
von Mary Gordon-Watson
(rororo sport 8613)

Bergwandern
von Gustav Harder
(rororo sportbuch 8635)

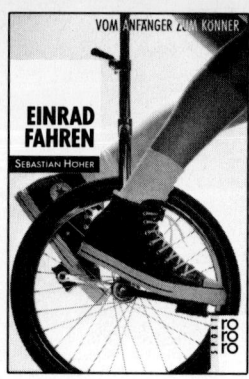

Leichtathletik
Die offiziellen Lehrbücher
des Weltleichtathletik-
Verbandes IAAF
Ulrich Jonath / Rolf Krempel /
Eduard Haag / Harald Müller
Band 1 Laufen
(rororo sport 8660)
Band 2 Springen
(rororo sport 8661)
Band 3 Werfen und Mehrkampf
(rororo sport 8662)

Laufen, Springen, Werfen
von G. Frey / D. Kurz / E.
Hildenbrandt
(rororo sport 7616)

rororo sport wird herausgegeben von Bernd Gottwald. Ein
Gesamtverzeichnis der Reihe
finden Sie in der *Rowohlt
Revue*. Jedes Vierteljahr neu.
Kostenlos. In Ihrer Buchhandlung.

Fußball-Funktionsgymnastik
von Karl-Peter Knebel / Bernd
Herbeck / Gerhard Hamsen
(rororo sport 8631)

Fußball-Jugendtraining
von Gerhard Hamsen / Jörg
Daniel
(rororo sport 8645)

Konditionstraining Fußball
von Norbert Auste
(rororo sport 8605)

Fußball
von Gero Bisanz / Gunnar
Gerisch
(rororo sport 7039)

Spieltraining Fußball
von Rolf Mayer
(rororo sport 8674)

Jonglieren mit dem Fußball
von Mark Steiger
(rororo sport 9404)

Basketball-Handbuch
von G. Hagedorn / D.
Niedlich / G. Schmidt
(rororo sport 7624)

Basketball-Technik
von G. Hagedorn
(rororo sport 8685)

Basketball
von Lothar Waldowski
(rororo sport 7023)

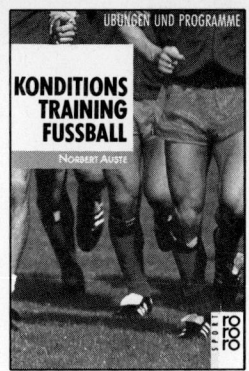

Volleyball-Handbuch
von E. Christmann / K. Fago /
DVV
(rororo sport 7640)

Volleyball
von Günter Blume
(rororo sport 7011)

Handball
von Hans-Dieter Trosse
(rororo sport 7004)

Handball-Praxis
von Hans-Dieter Trosse
(rororo sport 8630)

rororo sport wird herausgegeben von Bernd Gottwald. Ein
Gesamtverzeichnis der Reihe
finden Sie in der *Rowohlt
Revue*. Jedes Vierteljahr neu.
Kostenlos. In Ihrer Buchhandlung.